COORDENAÇÃO DE HELOÍSA CESTARI

Homeopatia

UIA DA FAMÍLIA: COMO TRATAR CRIANÇAS, ADULTOS E PETS

1ª EDIÇÃO • BRASIL • 2018

Editora escala

Editora escala

Homeopatia — Guia da família: como tratar crianças, adultos e *pets*
Copyright Editora Escala Ltda. 2018

ISBN 978-85-389-0257-7

Direção Editorial	Ethel Santaella
Supervisão Editorial	Renata Armas
Textos	Carolina Randmer, Carol Nogueira, Cristina Almeida, Evelyn Cristine, Ivonete Lucirio, Kelly Miyazzato, Mônica Miliatti, Murilo Toretta, Rita Santander e Sílvia Dalpicolo

livrosescala@escala.com.br

REALIZAÇÃO

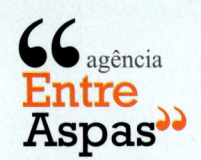

agência Entre Aspas

AGÊNCIA ENTRE ASPAS
www.agenciaentreaspas.com.br

Coordenação editorial	Heloísa Cestari
Textos	Beatriz Vaccari, Bianca Bellucci, Heloísa Cestari e Marcella Blass
Projeto gráfico e edição de arte	Alexandre Nani
Imagens	Shutterstock

```
Dados Internacionais de Catalogação na Publicação (CIP)
(Câmara Brasileira do Livro, SP, Brasil)

Homeopatia : guia da família : como tratar
   crianças, adultos e pets / coordenação de
   Heloísa Cestari. -- 1. ed. -- São Paulo :
   Editora Escala, 2018.

   ISBN 978-85-389-0257-7

   1. Homeopatia I. Cestari, Heloísa.

18-14029                              CDD-615.532
                                      NLM-WB 930
```

Índices para catálogo sistemático:

1. Homeopatia : Terapêutica : Ciências médicas
   615.532

Todos os direitos reservados. Nenhuma parte deste livro pode ser reproduzida por quaisquer meios existentes sem autorização por escrito dos editores e detentores dos direitos.

Av. Profª. Ida Kolb, 551, Jardim das Laranjeiras, São Paulo, CEP 02518-000
Tel.: +55 11 3855-2100 / Fax: +55 11 3857-9643
Venda de livros no atacado: tel.: +55 11 4446-7000 / +55 11 4446-7132
vendas@escala.com.br * www.escala.com.br

Impressão e acabamento: Gráfica Oceano

A cura pelos semelhantes

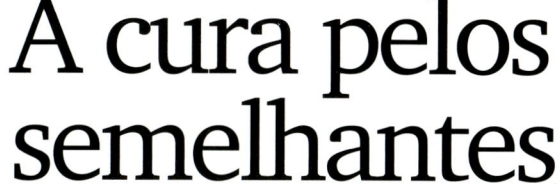

O biólogo e filósofo francês Jean Rostand (1894-1977) disse certa vez que "a ciência encontra mais depressa remédios que respostas". Com a homeopatia não tem sido diferente. Criada há mais de 200 anos pelo alemão Samuel Hahnemann, essa prática nada convencional é hoje o segundo sistema de cura mais usado no mundo — só perde para a alopatia — e conta com mais de 3 mil medicamentos no repertório. Seus princípios fundamentados na Lei dos Semelhantes e em doses ultradiluídas, porém, nunca foram explicados de forma cabal sob a rigorosa luz da ciência.

A polêmica é grande, tanto quanto a popularidade dos preparados à base de arnica, beladona e gelsêmio. Enquanto alguns cientistas afirmam categóricos que os remédios homeopáticos não passam de água com açúcar, outros pautam-se em evidências clínicas para atestar que as tais "bolinhas" funcionam, ainda que seus mecanismos sejam pouco compreendidos.

Fato é que muita gente recorre a preparados homeopáticos e não se arrepende. Afinal, eles não têm efeitos colaterais, contraindicações nem geram dependência. De quebra, são mais baratos que antibióticos ou anti-inflamatórios.

Nesta publicação, você confere os princípios do método desenvolvido por Hahnemann, seus benefícios e suas inúmeras aplicações, que vão desde a pediatria e a medicina esportiva até os segmentos da odontologia, veterinária e agricultura. Também descobre do que são feitos os medicamentos mais usuais e para que servem de acordo com o conceito das personalidades homeopáticas. Assim, fica mais fácil encontrar as respostas que a ciência procura com base em um dos maiores preceitos da própria homeopatia: a experimentação. Afinal, como disse o filósofo grego Aristóteles, "o começo de todas as ciências é o espanto de as coisas serem o que são". Simples assim.

Boa leitura!

Heloísa Cestari
Editora

ÍNDICE

08
INTRODUÇÃO
4 passos para uma vida melhor

14
CAPÍTULO 1
Entenda como funciona a homeopatia

História	16
Fundamentos	18
O beabá da homeopatia	29
Aceitação no mundo	30

32
CAPÍTULO 2
Tratamento natural contra doenças

Radioterapia e quimioterapia	34
TPM	34
Alergias	35
Dores de garganta	35
Endometriose	36
Dores crônicas	36
Tireoidite autoimune	36
Medo de dentista	37
Dengue	38
Hiperatividade infantil	38
Transtornos psiquiátricos	39

40
VENENOS QUE CURAM
Conheça os medicamentos mais usuais na homeopatia e saiba para que servem

Lachesis trigonocephalus	43
Aconitum napellus	43
Aesculus hippocastanum	44
Allium cepa	44
Arnica montana	45
Dulcamara flexuosa	45
Drosera rotundifolia	46
Gelsemium sempervirens	46
Hyoscyamus niger	47
Hypericum Perforatum	47
Bryonia alba	48
Lycopodium clavatum	48
Nux vomica	49
Bufo rana	49
Sanguinaria canadensis	50
Cicuta virosa	50
Apis mellifica	51
Atropa belladonna	51

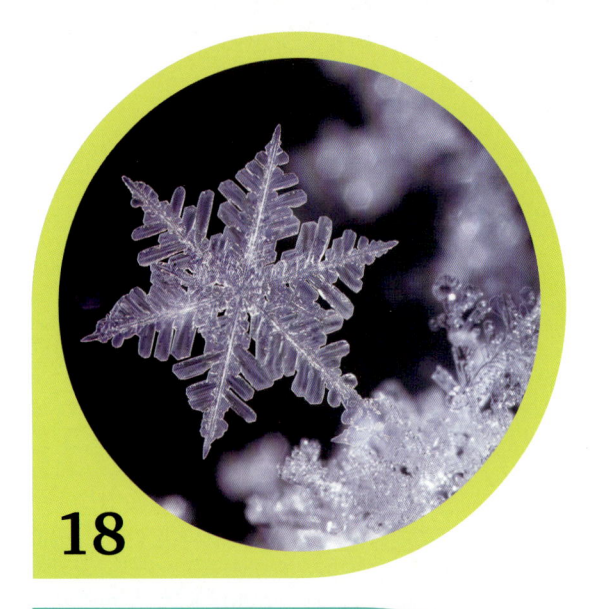

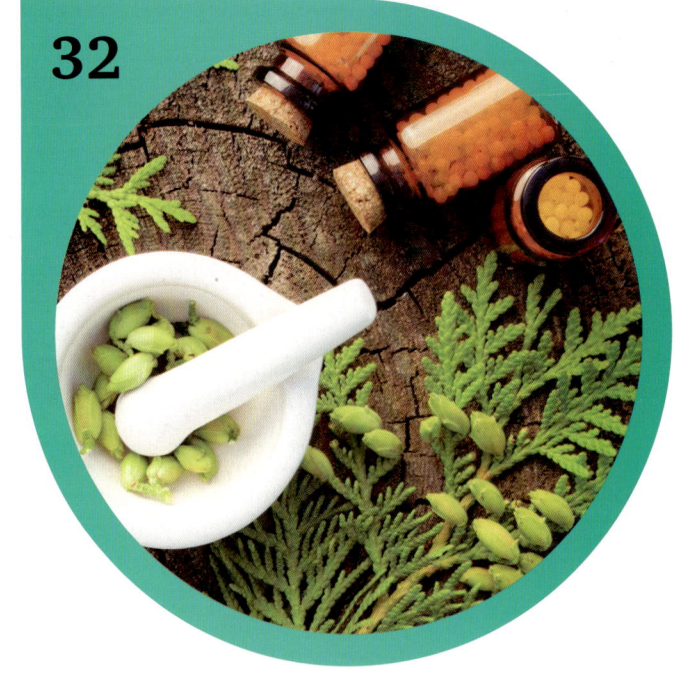

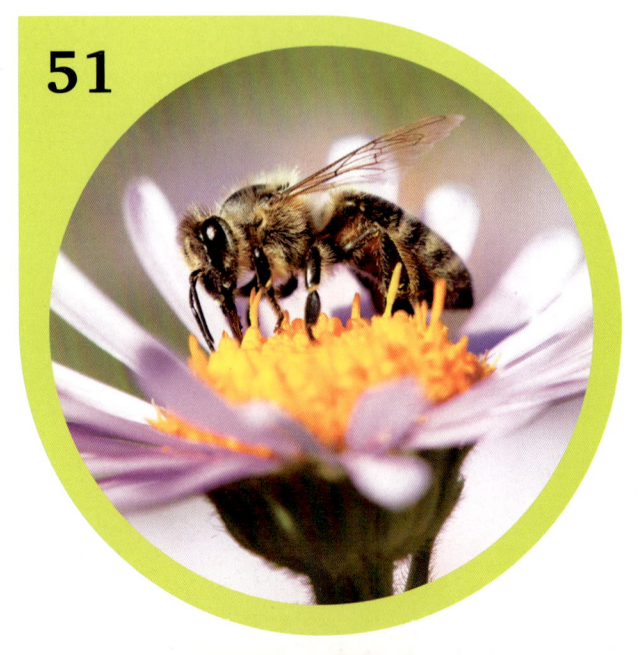

18

32

51

6 HOMEOPATIA

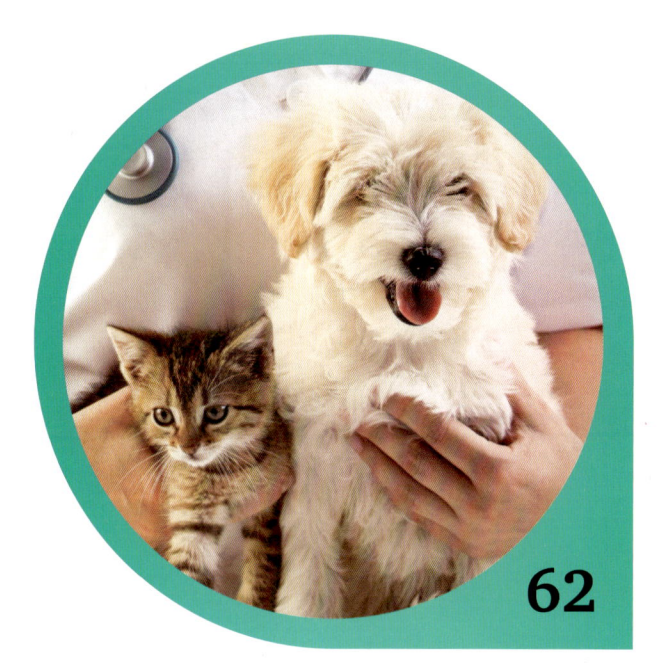

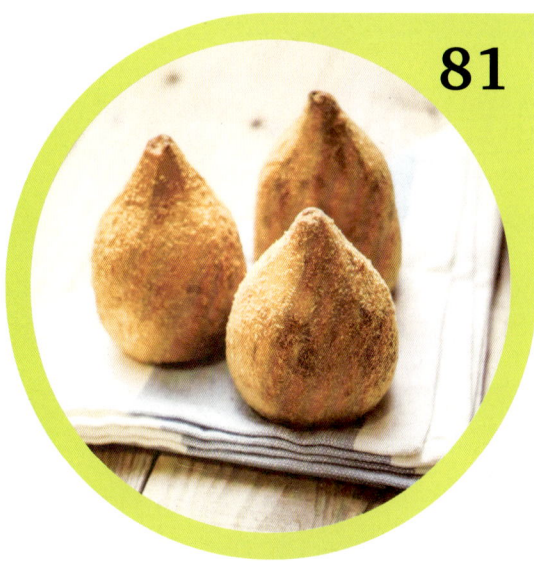

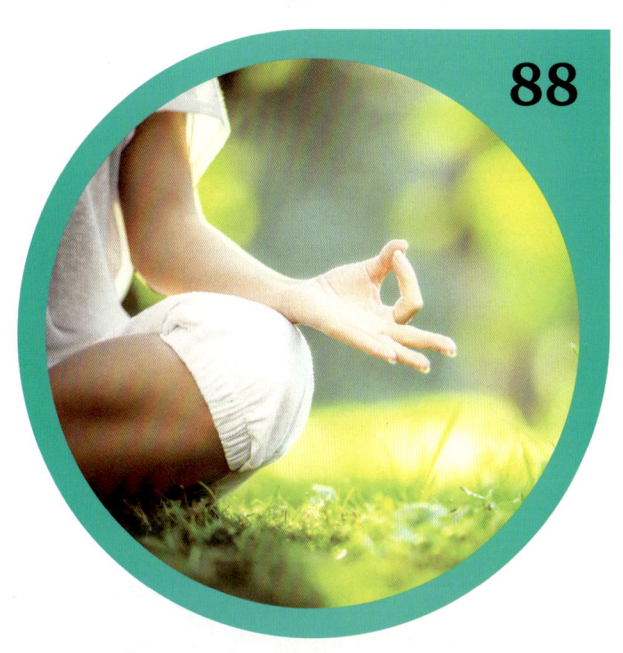

52
CAPÍTULO 3
Um princípio, muitas aplicações

Crianças 54
Atletas 58
Odontologia 61
Animais 62
Agricultura 68

72
CAPÍTULO 4
Receitas para complementar o tratamento homeopático por meio da alimentação

Quiche de aveia e chia com brócolis 75
Atum ao molho de laranja 76
Rolê de berinjela com *homus* e espinafre 77
Brownie fit de grão-de-bico 78
Escondidinho de carne com trigo 79
Crumble light de maçã 80
Coxinhas de batata-doce 81

82
CAPÍTULO 5
Conheça outras terapias disponíveis no SUS

Acupuntura 84
Naturopatia/ musicoterapia 85
Ayurveda/ reflexoterapia 86
Fitoterapia/ biodança 87
Meditação/ quiropraxia 88
Arteterapia 89
Terapia Comunitária Integrativa 89

90
CAPÍTULO 6
Em caso de dúvidas, consulte aqui

96
ÍNDICE REMISSIVO

97
COLABORADORES

98
CURIOSIDADES

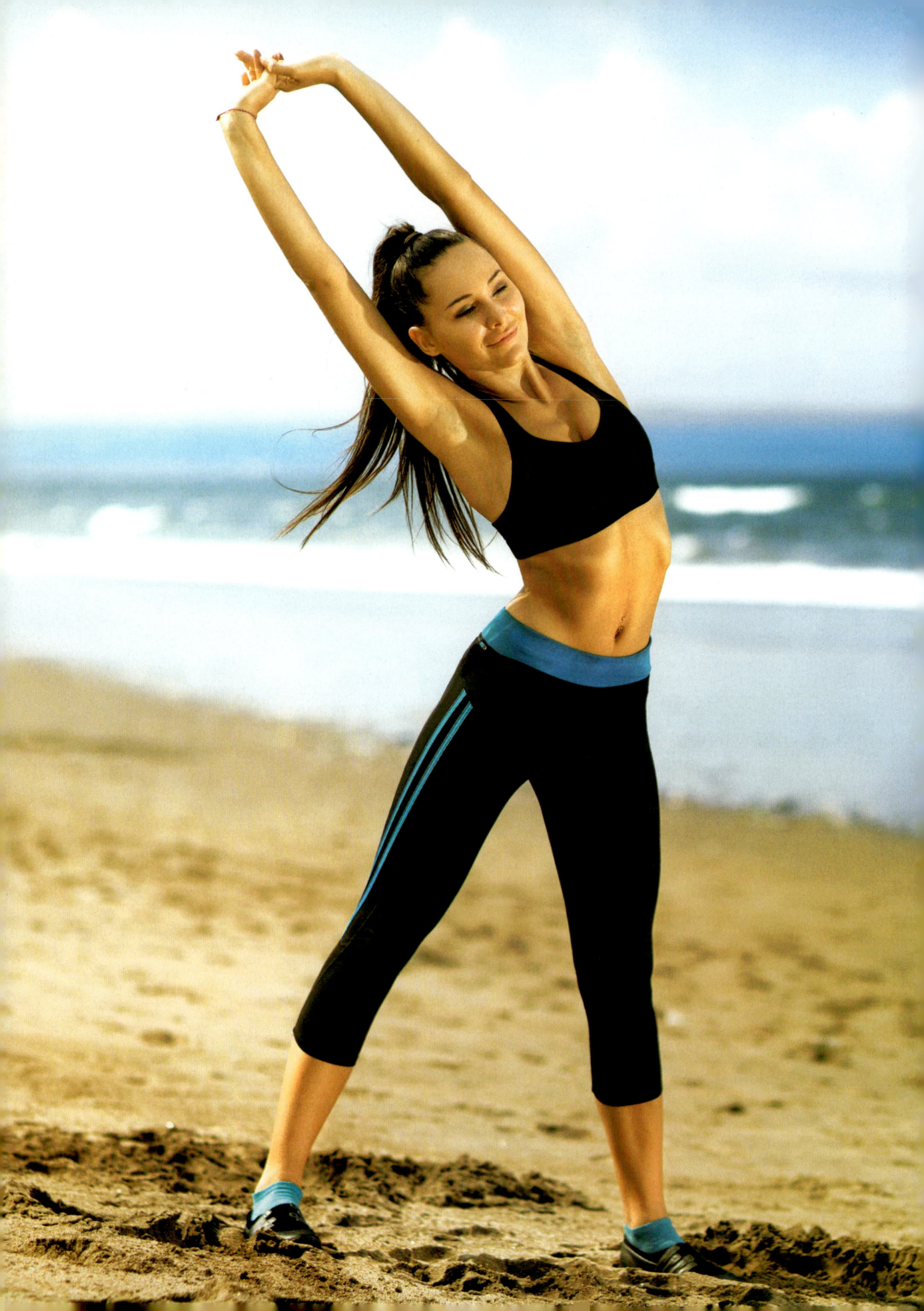

INTRODUÇÃO

4 PASSOS PARA UMA *saúde melhor*

Antes de recorrer aos medicamentos homeopáticos, adote um estilo de vida que ajude a equilibrar corpo, mente e espírito de maneira simples e natural

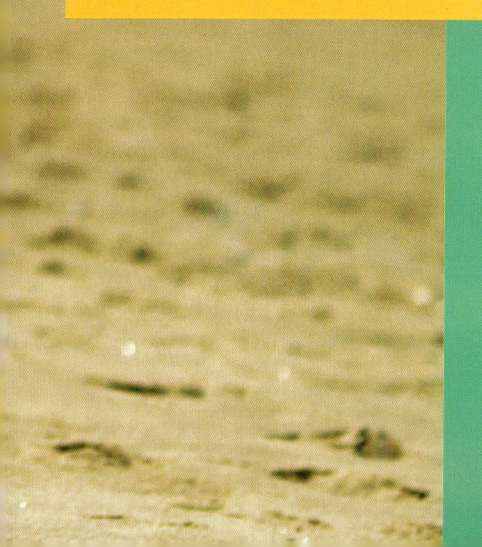

INTRODUÇÃO
4 PASSOS PARA UMA
SAÚDE MELHOR

1

Refeições livres de produtos industrializados e fartas em frutas, verduras e legumes ajudam a evitar o aparecimento de vários problemas de saúde

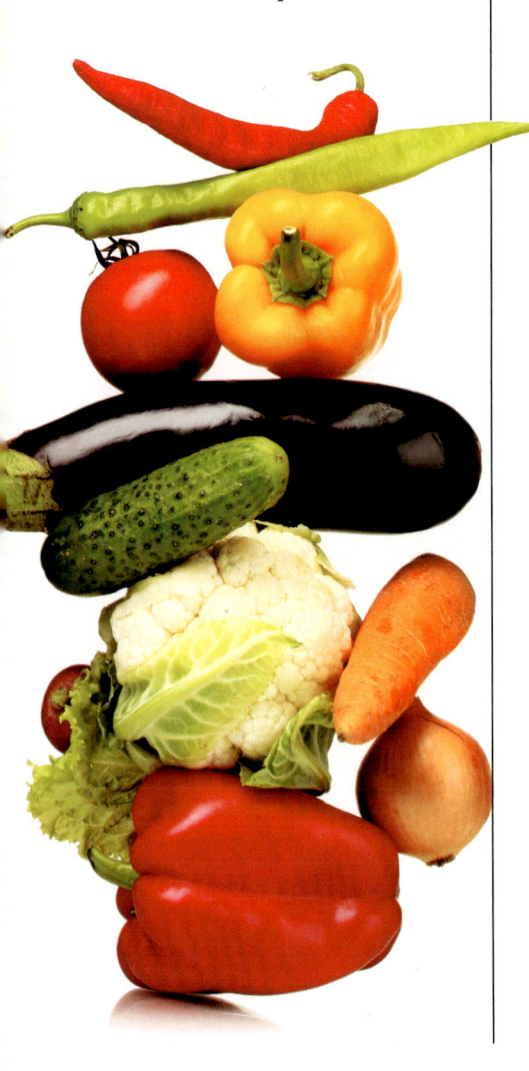

Renove a dieta diária

Há cerca de 2.500 anos, o grego Hipócrates, considerado o pai da medicina, já dizia: "Que seu remédio seja seu alimento e que seu alimento seja seu remédio". Depois disso, outros estudiosos perceberam que algumas populações, — cada uma com um tipo diferente de alimentação — tinham menor incidência de certas doenças. Mas só nas últimas décadas conseguiu-se comprovar cientificamente que as funções da comida vão, de fato, muito além de matar a fome, e que cada ingrediente tem seus efeitos sobre a saúde.

Daí a importância de fazer refeições variadas, que ofereçam ao organismo todos os componentes essenciais para o seu bom funcionamento (carboidratos, vitaminas, minerais, proteínas, gorduras e açúcares). "Uma alimentação correta pode evitar o aparecimento de diversas doenças. Para isso, coma várias vezes ao dia, mastigue devagar, não exagere nos doces, evite gorduras em excesso, principalmente as de origem animal, e ingira uma quantidade adequada de líquidos e fibras", sugere André Siqueira Matheus, gastroenterologista e pesquisador da USP.

A ideia é comer de tudo, desde que com moderação. Fernanda Machado Soares, nutricionista e membro da Sociedade Brasileira de Alimentação e Nutrição (SBAN), alerta que alguns desejos podem indicar carência de determinados nutrientes no organismo. "A vontade de comer batata frita, por exemplo, pode significar uma baixa concentração de zinco e triptofano, que desencadeia um desequilíbrio de insulina e desperta o apetite por carboidratos", explica.

De modo geral, recomendam-se refeições fartas em frutas, verduras e legumes, e escassas em sal, açúcares e gorduras de origem animal. Bebidas alcoólicas e alimentos industrializados também devem ficar de fora da lista do supermercado. Seus parceiros na gangue do mal são as frituras e a farinha refinada, que deve ser trocada por alimentos integrais e ricos em fibras. "Também vale evitar itens com conservantes, corantes e agrotóxicos (por sobrecarregarem o sistema de limpeza do organismo, principalmente o fígado), além dos potencialmente alergênicos (como o leite e o glúten, que interferem no processo de digestão e equilíbrio intestinal)", lembra Mariana Duro, nutricionista funcional. Por fim, valorize o momento de cada refeição. "Evite se alimentar enquanto exerce outra atividade, como na frente da televisão ou do computador. Essa atitude é essencial para quem quer ter saúde e não sofrer problemas gástricos", completa o gastroenterologista e professor da Universidade de Campinas (Unicamp) José Carlos Pareja.

Tenha uma boa noite de sono

2

Pouca gente faz a associação, mas, além do cansaço, do raciocínio lento, da sonolência e dificuldade de manter o foco durante o dia, não dormir bem provoca danos sérios à saúde. "Uma pessoa que não dorme direito compromete o seu sistema imunológico e tem tendência a desenvolver obesidade, doenças cardiovasculares e gastrointestinais, além da perda crônica da memória", afirma a terapeuta ocupacional Cristina Cury.

A probabilidade de desenvolver diabetes também aumenta. Isso porque a falta de sono inibe a produção de insulina (hormônio que retira o açúcar do sangue) pelo pâncreas e eleva a quantidade de cortisol, o hormônio do estresse, que tem efeitos contrários aos da insulina. "Num estudo, homens que dormiram apenas quatro horas por noite durante uma semana passaram a apresentar intolerância à glicose (estado pré-diabético)", conta a especialista.

De quebra, ter boas noites de sono ajuda a emagrecer. Uma pesquisa feita na Universidade de Chicago (EUA) comprovou que adultos que dormem bem possuem 20% menos gordura abdominal. "Quando temos uma noite ruim, nossos níveis de cortisol (hormônio que também ajuda a estocar gordura) aumentam, deixando a barriga enorme. Dormindo certo, perde-se até 7 kg em um mês", atesta o médico americano Michael Breus no livro *The Sleeper Doctor's Diet Plan* (na tradução, 'O Plano de Dieta do Médico do Sono').

Apesar de tantos estudos comprovando a importância de dormir bem, 43% dos brasileiros não têm uma noite restauradora e apresentam sinais de cansaço no decorrer no dia, segundo dados da Sociedade Brasileira do Sono. E não adianta apelar para remédios por conta própria. O ideal é procurar um médico para descobrir o que tem causado insônia. Há exames que monitoram a noite de quem sofre para dormir, registrando a atividade elétrica cerebral e dos músculos, o movimento dos olhos, a frequência cardíaca, o fluxo e esforço respiratórios, oxigenação do sangue, ronco e posição corpórea.

Identificados os problemas, práticas integrativas podem — e devem — complementar o tratamento, pois garantem resultados expressivos sem gerar dependência ou oferecer riscos à saúde. Meditação, acupuntura, florais e aromaterapia, por exemplo, são ótimos aliados do bom sono porque atuam na frequência cerebral e no nível energético, relaxando mente e corpo simultaneamente.

Outras medidas simples, que podem ser adotadas no cotidiano, também melhoram a qualidade do sono, como evitar o consumo de cafeína e álcool horas antes de dormir, deixar o telefone longe da cama e fazer atividades físicas ao longo do dia.

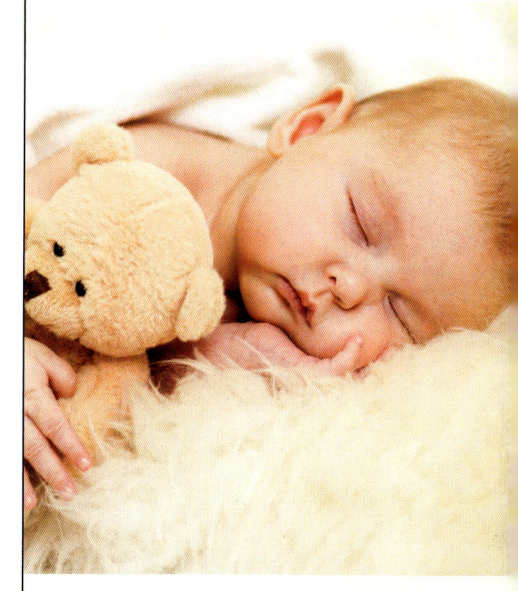

QUANTAS HORAS POR NOITE?

Um estudo publicado pela National Sleep Foundation, fundação que se dedica à avaliação da literatura científica sobre o sono, atualizou as horas que cada indivíduo deve dormir de acordo com a sua idade. Confira:

- **Bebês de até 3 meses:** 14 a 17 horas
- **Bebês de 4 a 11 meses:** 12 a 15 horas
- **Crianças de 1 a 2 anos:** 11 a 14 horas
- **Crianças de 3 a 5 anos:** 10 a 13 horas
- **Crianças de 6 a 13 anos:** 9 a 11 horas
- **Jovens de 14 a 17 anos:** 8 a 10 horas
- **Adultos de 18 a 64 anos:** 7 a 9 horas
- **Idosos acima de 65 anos:** 7 a 8 horas

INTRODUÇÃO
4 PASSOS PARA UMA
SAÚDE MELHOR

3 Exercite-se regularmente

A prática de atividades físicas — mesmo que sejam apenas aqueles 10 minutinhos diários — ajuda a manter a saúde, pois libera substâncias no organismo (como a endorfina e a adrenalina) que promovem a sensação de bem-estar. Isso torna o dia mais prazeroso e aumenta a disposição para o trabalho.

Um dos principais benefícios de quem se exercita com frequência é quebrar a inércia corporal e permitir que a mente se desligue por alguns momentos das preocupações, o que contribui para atenuar o cansaço físico e o estresse do dia a dia. Além disso, quando as causas da fadiga e do desânimo não estão ligadas a fatores físicos ou psicológicos, incorporar um pouco de movimento à rotina dá mais energia e vigor. "O indivíduo que pratica algum tipo de esporte vive mais e melhor", lembra o professor Jacob Jehuda Faintuch, da Clínica Médica do Hospital das Clínicas na Faculdade de Medicina da Universidade de São Paulo (USP).

Vários estudos comprovam a importância da prática regular de exercícios para ter bem-estar, qualidade de vida e manter o equilíbrio do organismo. De acordo com a Organização Mundial da Saúde (OMS), a atividade física é fator determinante do gasto energético e fundamental para o balanço de energia e perda de peso. Já foi demonstrado que quem adota um estilo de vida ativo reduz o risco de doenças coronarianas, acidente vascular cerebral (AVC), diabetes, hipertensão, depressão, entre outros problemas de saúde.

Para espantar de vez o sedentarismo e estabelecer uma rotina de atividades viável, no entanto, é preciso criar um cronograma que considere fatores como tempo livre disponível e lugar — não adianta, por exemplo, planejar duas horas diárias de caminhada em um parque longe de casa ou do trabalho.

Os horários também devem ser levados em consideração. Segundo Christian Barbosa, gestor de tempo e autor do livro *Equilíbrio e Resultado*, se você escolher momentos muito próximos aos do expediente, a chance de imprevistos acontecerem é grande. Por isso, nas primeiras semanas, prefira horários alternativos, como no fim da noite ou de manhã bem cedo. Assim, você não corre o risco de cancelar a caminhada ou a ida até a academia logo de cara e vai ganhando disciplina. Em tempo, lembre-se: escolher uma atividade que seja prazerosa é o primeiro passo para sair do sedentarismo e não voltar mais.

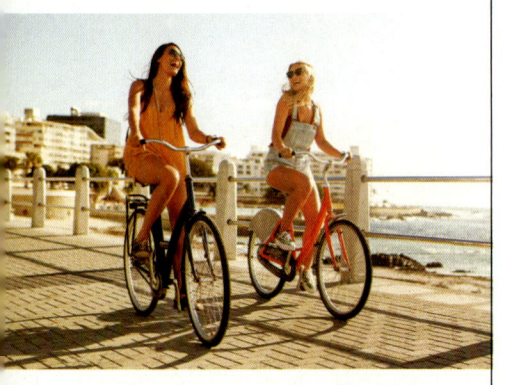

DICAS PARA TER ENERGIA EXTRA

- **Alongue-se:** a cada hora de trabalho, você deve parar de 5 a 10 minutos para se alongar.

- **Ande com frequência:** caminhe no ambiente de trabalho ou mesmo em casa.

- **Mantenha-se disposto:** fique aberto para atividades físicas não programadas, como subir e descer lances de escada, estacionar o carro mais distante ou sair do ônibus um ponto antes.

- **Alie-se à tecnologia:** utilize um pedômetro na cintura para contar quantos passos você dá diariamente e descobrir se é sedentário. Uma pessoa ativa deve caminhar cerca de 10 mil passos por dia.

Equilibre corpo, mente e espírito

4

Para ter uma saúde integral, devemos exercitar todos os corpos: o físico, com atividades e boa alimentação; o emocional, com análise e autoconhecimento; e o mental/vital, com meditação, ioga e práticas respiratórias. Vários pesquisadores, como o médico Deepak Chopra e o físico Amit Goswami, desenvolveram trabalhos que unem os mundos científico e espiritual para ajudar as pessoas a compreenderem outras realidades e atingirem novos níveis de saúde e bem-estar.

Embora pareça algo simples e espontâneo, a respiração, por exemplo, é fundamental para garantir o equilíbrio entre corpo, mente e espírito. Ao inspirar e expirar corretamente, reduzimos a irritabilidade, melhoramos a circulação do sangue, reforçamos o sistema imunológico e eliminamos até 80% das toxinas do organismo. A pneumologista Sandra Reis Duarte explica que a respiração profunda e lenta ainda promove a diminuição do ritmo cardíaco e da pressão arterial, relaxa os músculos e melhora a qualidade do sono e da digestão. "Os músculos que participam da respiração podem ser treinados da mesma forma que os demais. Esse exercício serve para ganho de força e resistência, proporcionando boa capacidade respiratória, qualidade de vida, saúde e desempenho físico", destaca.

Outro aliado do equilíbrio integral, ainda mais simples que a respiração, é o silêncio. Estudo realizado por pesquisadores alemães concluiu que, por trás de um leve desconforto no ouvido, há dezenas de problemas que acometem a saúde. Entre as principais conclusões da pesquisa, chama atenção a comprovação de que o barulho pode estar diretamente ligado ao infarte e à hipertensão arterial.

Para minimizar os efeitos nocivos que os ruídos causam ao sistema nervoso, a meditação é uma excelente ferramenta. "É uma técnica que estimula a concentração e reorganiza os pensamentos, proporcionando o relaxamento dos músculos e aliviando as tensões físicas e emocionais geradas pelo barulho", assegura a terapeuta psicocorporal Elaine Lilli Fong, do Instituto União (SP).

Por fim, há a medicina integrativa, que reúne esforços para proporcionar o máximo de bem-estar ao paciente. Plínio Cutait, coordenador do Núcleo de Cuidados Integrativos do Hospital Sírio-Libanês, afirma que a prática está sendo cada vez mais adotada porque a humanização na área médica é uma necessidade urgente. Para tanto, os centros de medicina integrativa trabalham com uma grande equipe multidisciplinar que inclui médicos tradicionais, psicólogos, nutricionistas, fisioterapeutas e especialistas em terapias complementares e alternativas, como ioga, reiki, acupuntura e meditação.

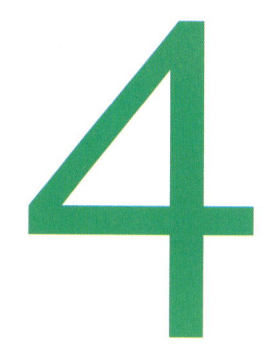

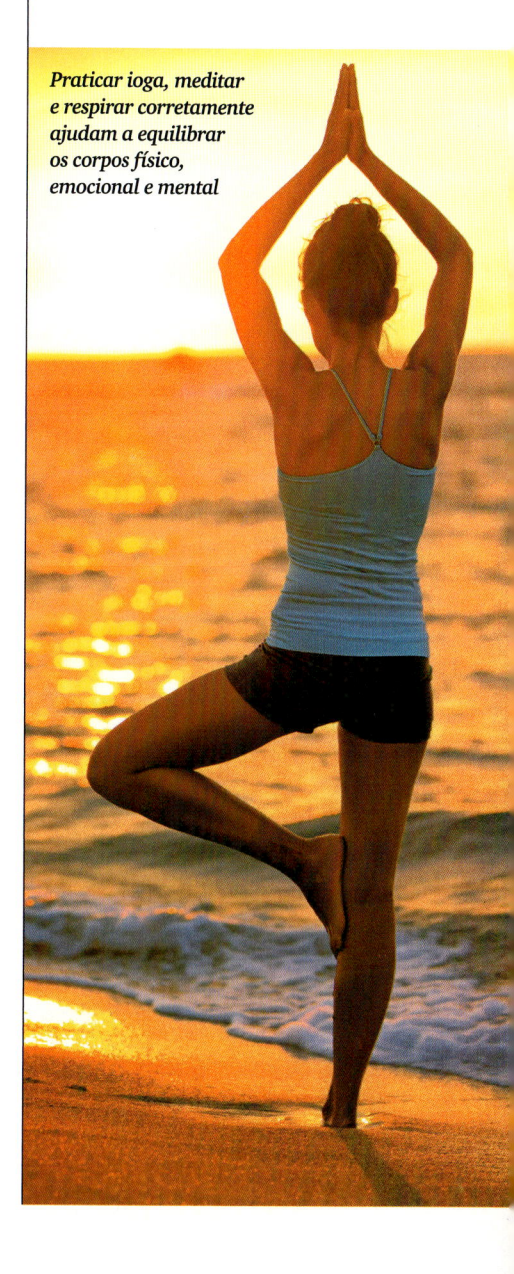

Praticar ioga, meditar e respirar corretamente ajudam a equilibrar os corpos físico, emocional e mental

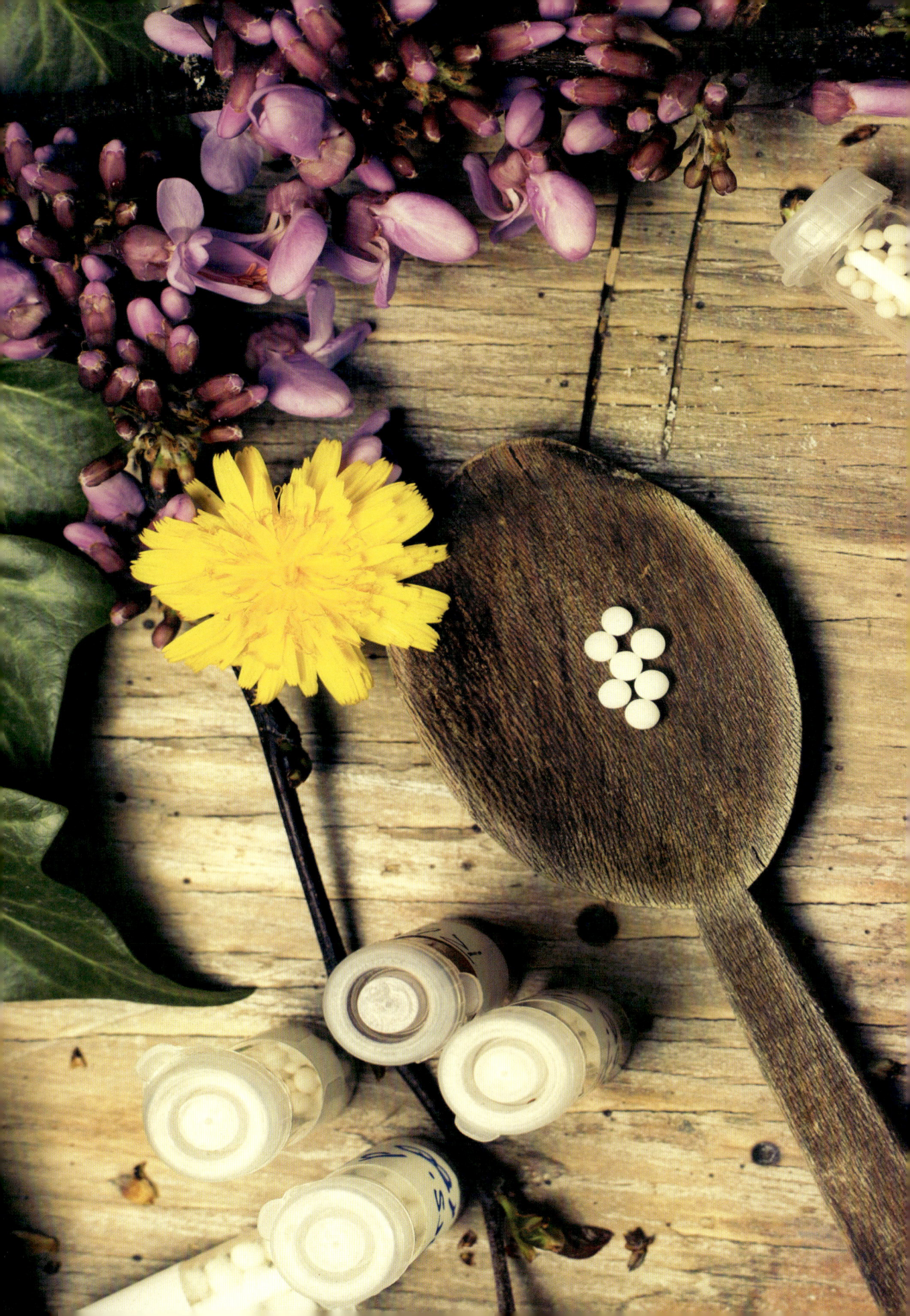

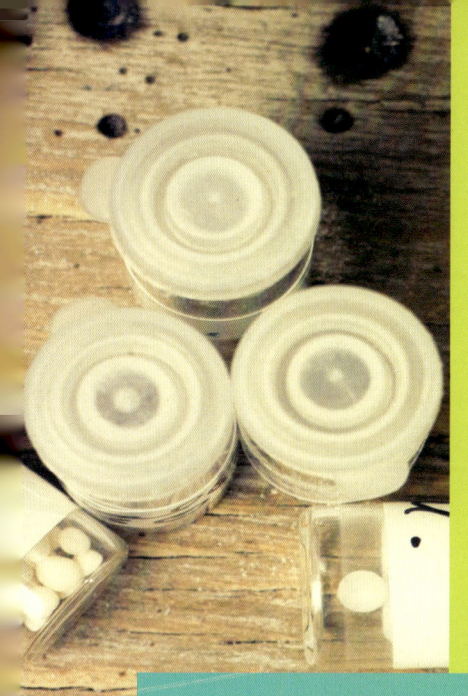

CAPÍTULO 1

ENTENDA COMO FUNCIONA
a homeopatia

Lei dos Semelhantes, experimentação em pessoas sadias, doses diluídas centenas de vezes e remédios únicos. Este é o quadripé do segundo sistema de medicina mais usado no mundo

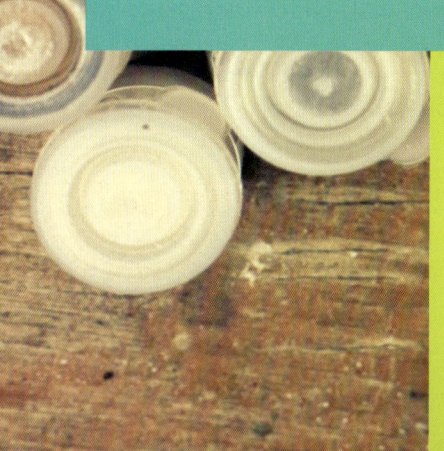

CAPÍTULO 1
HOMEOPATIA
HISTÓRICO

Inspiração de antigos mestres

Para desenvolver os remédios homeopáticos, Hahnemann testou várias substâncias tóxicas em si mesmo

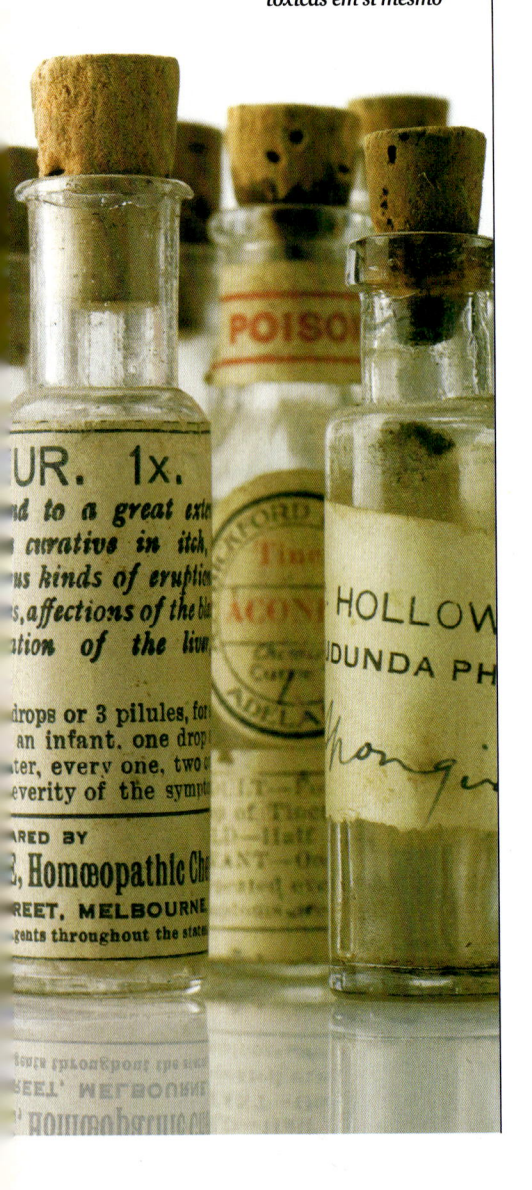

No século IV a.C., o grego Hipócrates — considerado o pai da medicina — enunciou a Lei dos Semelhantes, princípio pelo qual todas as substâncias presentes na natureza seriam capazes de curar os mesmos sintomas que desencadeiam. Também defendeu que qualquer médico deveria observar o doente e avaliá-lo como um todo para ajudar as forças naturais do organismo do próprio paciente a restabelecer a saúde. Mais de 2 mil anos depois, esses mesmos fundamentos serviram de base para o médico, químico e pesquisador alemão Christian Friedrich Samuel Hahnemann (1755-1843) criar a homeopatia.

Após passar um tempo clinicando — e desapontado com os resultados desastrosos de algumas práticas médicas —, Hahnemann dedicou-se a traduzir textos em vários idiomas e acabou fazendo um estudo intenso sobre as propriedades farmacológicas de substâncias mencionadas em obras de antigos mestres, como Paracelso, Albrecht von Haller e, claro, o próprio Hipócrates. Para colocar tais conhecimentos à prova, testou elementos como mercúrio, ópio e arsênico em si mesmo e, posteriormente, em familiares e amigos, todos saudáveis.

Essas experimentações se estenderam por seis anos. Até que, em 1796, Hahnemann se sentiu seguro para finalmente anunciar ao mundo o seu novo princípio terapêutico. Para explicar sua teoria, o alemão usou a frase em latim *similia similibus curentur* (na tradução, 'semelhante cura semelhante'). Depois, continuou a fazer experimentações e a observar casos acidentais de intoxicação ou envenenamento para anotar os efeitos de cada substância e listá-los em um trabalho que até hoje serve de base para a matéria médica homeopática.

A diluição dos medicamentos, para diminuir sua toxidade, e a dinamização (espécie de "sacudida" para liberar as propriedades latentes) foram introduzidas a partir de 1801 pelo próprio Hahnemann, que prosseguiu com os estudos até a morte, aos 88 anos.

DA EUROPA A TERRAS TUPINIQUINS

No Brasil, a homeopatia chegou em 1840, introduzida pelo médico francês Benoit Jules Mure. Naquela época, o País não tinha autonomia para a produção dos medicamentos — as matérias-primas eram importadas, principalmente da Europa. Mas não demorou muito para se perceber que a rica diversidade natural brasileira poderia contribuir bastante para a descoberta de novos compostos.

Hoje, o preparo das medicações é respaldado pela *Farmacopeia Homeopática Brasileira*, que teve sua primeira edição publicada em 1977. Dois anos depois, o Conselho Federal de Medicina reconheceu a homeopatia como especialidade médica e, em 1985, o então Instituto Nacional de Assistência Médica da Previdência Social (Inamps) firmou convênio com a Fiocruz, a Universidade do Estado do Rio de Janeiro e o Instituto Hahnemanniano do Brasil para garantir o fornecimento de medicamentos homeopáticos aos hospitais de sua rede. Ou seja, mesmo antes da criação do Sistema Único de Saúde (SUS), esse tipo de tratamento já era oferecido na rede pública.

Por fim, em 2006, a homeopatia passou a integrar a Política Nacional de Práticas Integrativas e Complementares (PNPIC), o que impulsionou ainda mais a procura por terapias à base de substâncias diluídas. Dados do Ministério da Saúde indicam que, entre 2000 e 2010, a busca por tratamentos homeopáticos no SUS cresceu 27%. Até as redes municipais têm aderido ao método. Em maio de 2017, por exemplo, o prefeito de São Paulo, João Doria Jr, promulgou uma lei que prevê a criação de serviços de homeopatia nos hospitais da cidade.

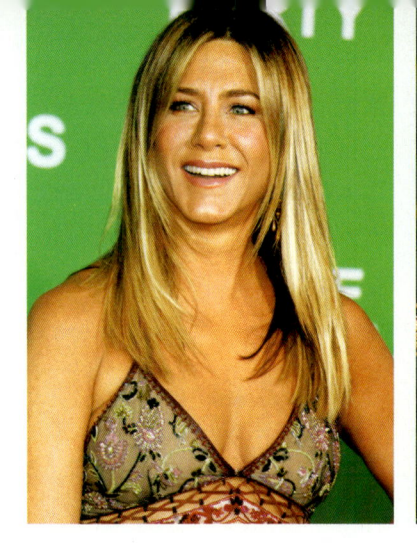

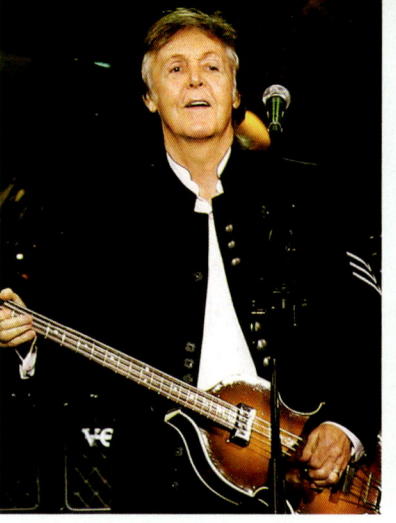

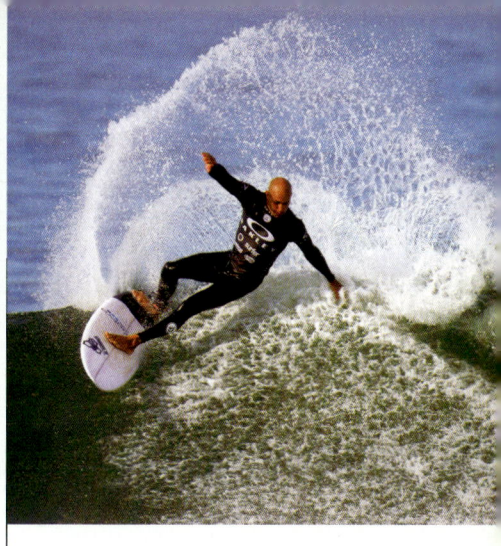

A atriz Jennifer Aniston, o ex-Beatle Paul McCartney e o surfista Kelly Slater (acima) tratam-se há anos com homeopatia, assim como o casal Victoria e David Beckham (abaixo)

HÁ 200 ANOS NA MODA

No mundo das celebridades, os princípios de Hahnemann são cultuados desde Darwin. No livro *Revolução Homeopática: Por que os Famosos e Heróis Culturais Escolhem a Homeopatia*, o médico Dana Ullman cita 11 presidentes americanos (de Lincoln a Clinton), sete papas, grandes escritores (Goethe, Dostoeivsky, Charles Dickens) e uma infinidade de atletas, músicos, pintores e estrelas de cinema (desde Beethoven, Monet e Grace Kelly até Paul McCartney, Jennifer Aniston, Kelly Slater e Axl Rose). A atriz Catherine Zeta-Jones, por exemplo, usou arnica para tratar os hematomas causados pelos números de dança durante a filmagem do musical *Chicago*. O magnata do petróleo J. D. Rockefeller não tomava nem aspirina, só homeopatia. E o jogador de futebol David Beckham não entra há anos em uma farmácia convencional. O marido da ex-Spice Girl Victoria Beckham (que também usou remédios homeopáticos para atenuar os enjoos de suas quatro gestações), garante ter reduzido o tempo de recuperação de uma fratura em 2002 graças à terapêutica de Hahnemann.

Mas nem tudo são flores. Embora a popularidade tenha crescido nestes 200 anos a ponto de transformar a homeopatia no segundo sistema de cura mais usado no mundo — atrás apenas da alopatia —, estudos recentes reacenderam na comunidade científica a polêmica quanto à eficácia dos compostos ultradiluídos e dinamizados. Confira nas próximas páginas os fundamentos, benefícios e as discussões que têm dividido opiniões de médicos e pesquisadores nos últimos anos.

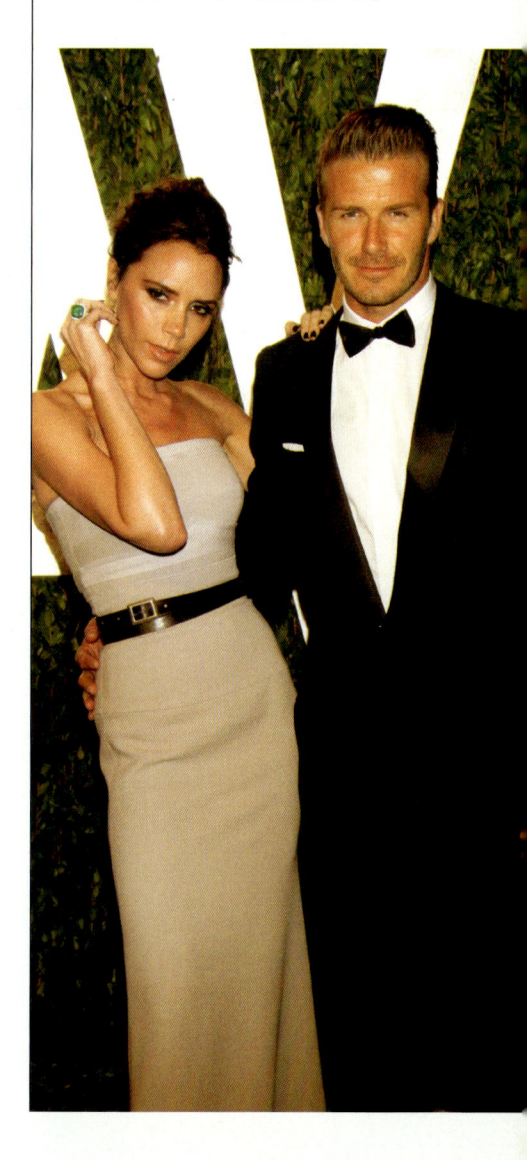

CAPÍTULO 1
HOMEOPATIA
FUNDAMENTOS

QUANDO MENOS *é mais*

De acordo com o maior princípio da homeopatia, todas as substâncias presentes na natureza, se ingeridas em doses mínimas, podem curar os mesmos sintomas que desencadeariam em uma pessoa saudável

Entre todas as Práticas Integrativas e Complementares (PICs), a homeopatia é a mais popular. Seu principal fundamento baseia-se na chamada Lei da Similitude, já referida por Hipócrates no século IV a.C. Enquanto a medicina tradicional combate uma doença com remédios que provocam o oposto dos sintomas, para os homeopatas, "semelhante cura semelhante".

Isso significa, em linhas gerais, que toda doença deve ser tratada por alguma substância capaz de provocar sintomas idênticos em uma pessoa sadia. O veneno de abelha, por exemplo, pode curar alergias a picadas de inseto se manipulado de modo homeopático. Já a cafeína, que tira o sono de muita gente, é indicada para casos de insônia, e assim por diante.

Mas como o corpo reage a esse tipo de intervenção? Teoricamente, o sistema de cura natural do paciente seria estimulado a restabelecer a saúde por suas próprias forças, de dentro para fora, tratando não apenas a doença, mas a pessoa como um todo. Como esse processo se desenrola na prática, contudo, é uma questão que ainda intriga a todos os que observam a terapia e os seus efeitos.

A IMPORTÂNCIA DA CONSULTA

O médico Carlos Alberto Fiorot, ex-presidente da Associação Médica Homeopática Brasileira, explica que a maioria das pessoas tende a pensar e a ver as coisas de forma mecanicista. Ou seja, o corpo é tido como algo em estado de inércia. Se ele adoece, a causa foi um motivo externo. Para reagir ou melhorar, precisa de outro fator causal, como um efeito químico ou molecular, por exemplo. "Entretanto, o corpo é algo com vida própria. Se entendermos que o organismo tem essa mesma capacidade, é fácil concluir que, se dermos a ele um tratamento que coloque essas forças vitais em movimento, e no sentido da cura, ele dispensará fatores ou moléculas externas, pois agirá por si", diz Fiorot.

Teoricamente, os medicamentos homeopáticos têm o poder de ativar o sistema de cura natural do organismo

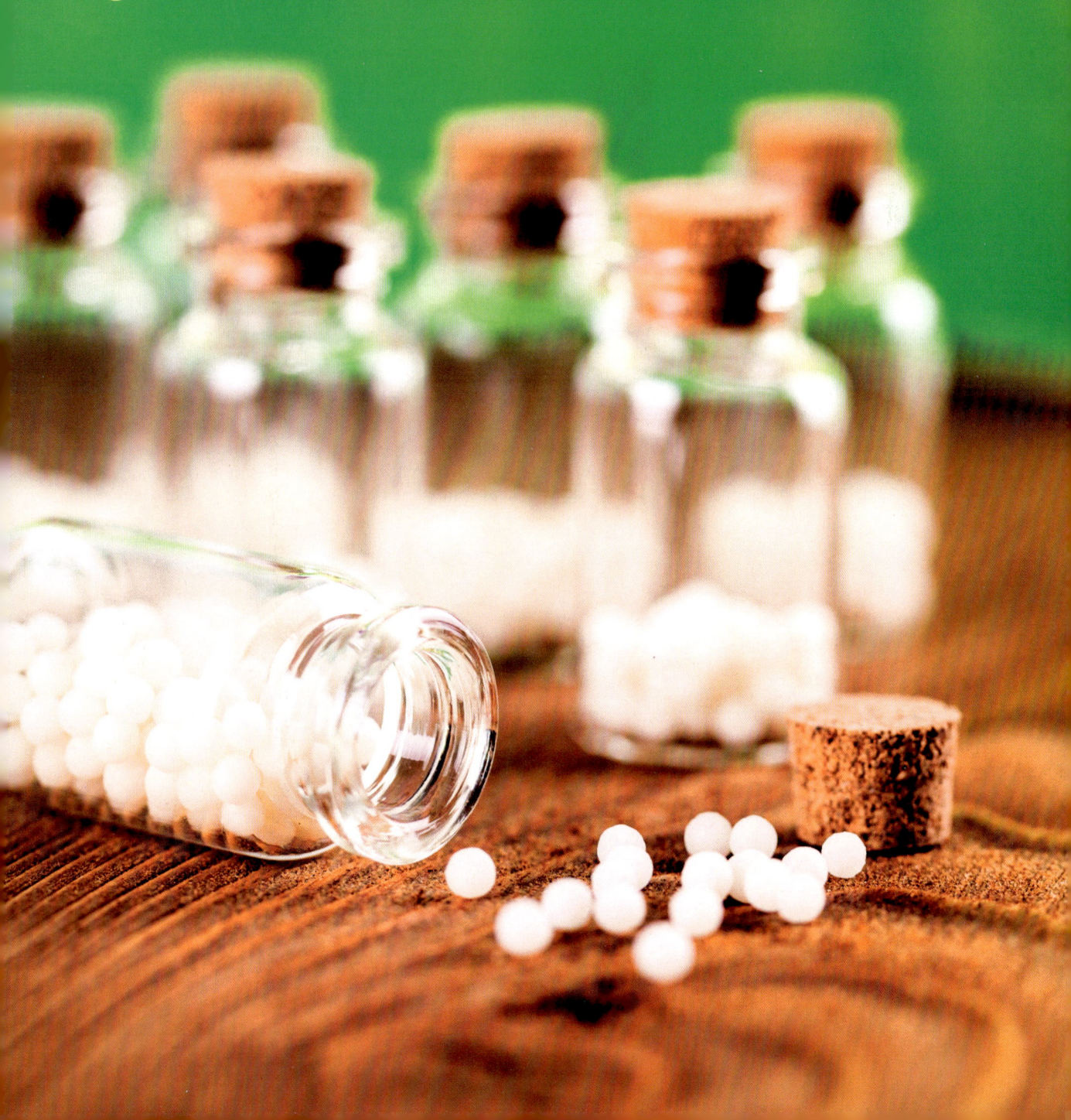

CAPÍTULO 1
HOMEOPATIA
FUNDAMENTOS

DE ONDE VÊM OS INSUMOS ATIVOS?

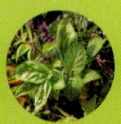

PLANTAS
São a maior fonte para a preparação de medicamentos homeopáticos. Podem ser usadas inteiras ou em partes, nas diversas fases vegetativas, tais como folha, flor, casca, rizoma, fruto, semente etc. Utilizam-se ainda seus extratos, como resinas e essências. Para tanto, a planta deve apresentar-se em bom estado e livre de impurezas, conforme legislação em vigor.

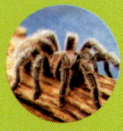

ANIMAIS
Podem ser utilizados inteiros, vivos ou não, recentemente sacrificados ou dissecados, como também em partes ou ainda sob a forma de produtos de extração, como os venenos de cobra, aranha e sapo.

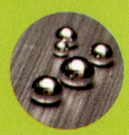

MINERAIS
O reino mineral fornece substâncias em seu estado natural e/ou sintéticas, decorrentes de transformações químico-farmacêuticas.

* Soros, vacinas, culturas bacterianas, produtos opoterápicos, medicamentos alopáticos e cosméticos também são utilizados no preparo de medicamentos homeopáticos.

Fonte: Farmacopeia Homeopática Brasileira, 3ª edição, 2011

Por isso, o objetivo de qualquer consulta homeopática é recolocar o paciente no centro da atenção, e não apenas os seus sintomas. A avaliação incluirá fatores físicos, psicológicos, emocionais e até socioculturais, pois a doença é vista como o resultado de uma ruptura no equilíbrio dessas diferentes energias.

Para atingir esse fim, perguntam-se coisas que o paciente nunca poderia imaginar que um médico precisasse ou quisesse saber, como pesadelos rotineiros, de que lado dorme, se é friorento ou a sensação que tem ao pôr do sol. "Quanto mais exatas, corretas e detalhadas forem as respostas, melhor será a avaliação homeopática", diz o pediatra especializado em homeopatia Moisés Chencinski.

Não à toa, o tempo de uma consulta pode chegar a duas horas. Só assim, o homeopata consegue estudar de fato a maneira de ser, de sofrer e de adoecer do paciente. Se for um bebê ou animal de estimação, essas informações deverão ser dadas pela mãe ou pelo dono.

Consultas de retorno, por sua vez, podem levar mais de uma hora nos casos em que a resposta ao tratamento não é a esperada. Nessas situações, o profissional terá de fazer novas perguntas e reformular suas hipóteses para chegar ao medicamento correto. Exames laboratoriais e radiológicos também podem ser solicitados para complementar o diagnóstico.

O MEDICAMENTO CERTO

Com todas essas informações, o médico estará apto a escolher um medicamento entre os mais de 3 mil existentes. Embora outras substâncias estejam em testes atualmente, os homeopatas utilizam remédios obtidos geralmente a partir de plantas, minerais e animais diluídos em água destilada e/ou álcool. Os modos de apresentação também são diversos: pode-se ingerir a substância na forma de glóbulos de lactose (as chamadas "bolinhas de açúcar"), gotas, pó, tabletes, creme, entre outros.

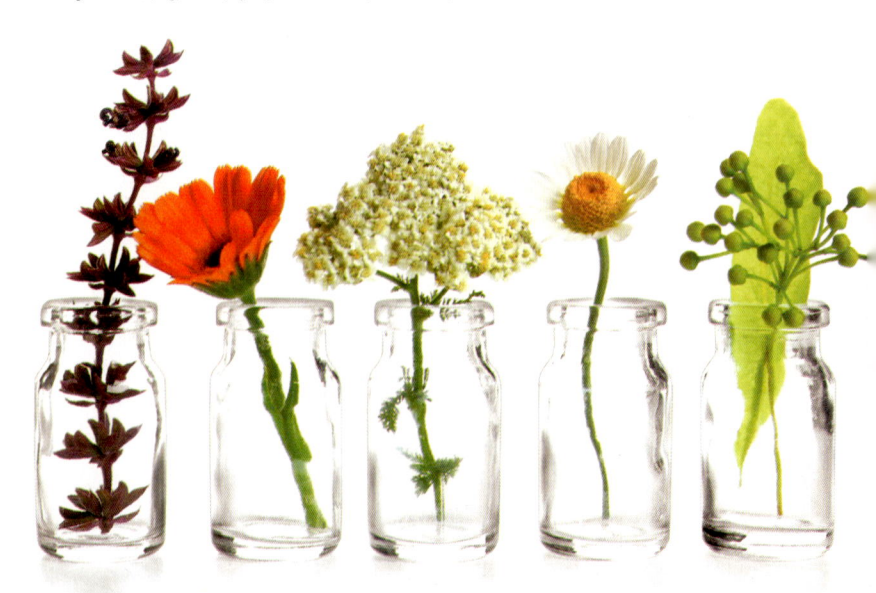

Como vários fatores são pesados na balança durante o diagnóstico, cada paciente recebe a prescrição de um determinado medicamento, que pode variar em formato e posologia conforme o estado clínico, a linha adotada pelo terapeuta e a chamada personalidade homeopática de cada indivíduo (leia mais nas páginas 40 a 51). Por isso, não se espante se vir pessoas com doenças idênticas recebendo tratamentos diferentes. Afinal, não é a doença que é tratada, e sim o doente, com as suas suscetibilidades, fragilidades, heranças genéticas e inconstâncias emocionais. Também é por essa razão que compostos homeopáticos vendidos prontos em algumas farmácias não têm a mesma eficácia.

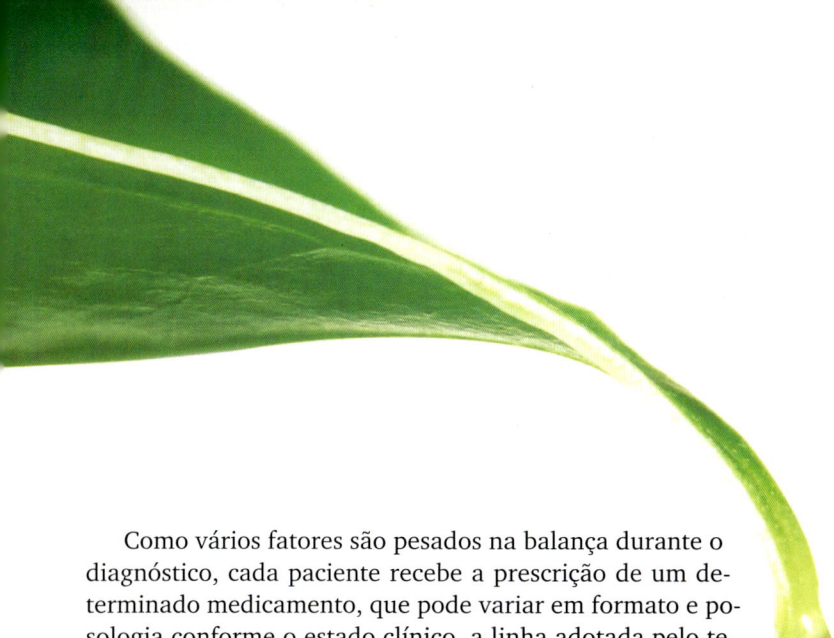

A POLÊMICA QUESTÃO DAS DILUIÇÕES

Seja lá qual for a medicação, sua técnica de preparo será sempre a mesma: diluir a substância sucessivamente e sacudi-la centenas de vezes para potencializar o seu efeito. É aí que entra uma das grandes discussões da comunidade científica a respeito da eficácia ou não dos remédios homeopáticos.

De acordo com o sistema de diluição proposto por Samuel Hahnemann, uma gota do princípio ativo deve ser diluída em 99 gotas de solução hidroalcoólica. Depois, agita-se a mistura cem vezes (até hoje ninguém sabe dizer por que Hahnemann estabeleceu esse número de movimentos verticais, mas ele é obrigatório para que se atinja a dinamização adequada). Esse composto volta, então, a ter uma gota sua misturada com outras 99 partes de água, e assim sucessivamente. Cada uma dessas diluições é chamada de centesimal hahnemanniano (CH). Logo, um remédio com 12 CH no rótulo, por exemplo, significa que esse processo foi repetido 12 vezes.

A homeopatia considera que quanto maior a diluição, seguida da sucussão (sacudida), tanto maior será a potência do preparado. Para que o extrato de plantas venenosas ou metais tóxicos, como o mercúrio, não faça mal ao paciente, a maioria dos medicamentos homeopáticos costumam estar a 30 CH.

O problema é que uma diluição dessas acaba não contendo sequer uma molécula do princípio ativo. Segundo as leis da química, a diluição de qualquer matéria a mais de 12 CH é suficiente para que a solução perca qualquer resíduo da substância original, o que leva muitos críticos ferrenhos da homeopatia a afirmar que os medicamentos não passam de "água com açúcar".

PARA QUE SERVE CADA SUBSTÂNCIA?

- *Apis mellifica* (abelha): Alergia a picadas de insetos, urticária
- *Antimonium tartaricum* (antimônio tartárico): tosse com insuficiência respiratória
- *Arnica montana* (arnica ou espirradeira): traumatismo, ferida, queimadura, hematoma, choque emocional
- *Belladonna* (beladona): febre alta
- *Bryonia* (lúpulo selvagem): prisão de ventre, inchaço nas articulações e seios, dor de dente
- *Chamomilla* (camomila): incômodo da dentição infantil
- *Crotalus horridus* (veneno da cascavel americana): dengue
- *Digitalis* (dedaleira): insuficiência cardíaca
- *Gelsemium* (gelsêmio): dores de cabeça, gripe e prisão de ventre
- *Hamamelis* (hamamélis): tratar feridas não supuradas
- *Hypericum* (erva-de-são-joão): machucados com dores fortes, lesões nos nervos
- *Ipeca* (ipecacuanha): náuseas e vômitos
- *Opium* (ópio): torpor, formigamento, mau funcionamento do intestino
- *Phosphorus* (fósforo): complicações da vesícula, hemorragias
- *Pirogenium* (substância produzida por células que eleva a temperatura corporal): infecção generalizada
- *Silicea* (cristal de rocha): infecções com presença de um corpo estranho

CAPÍTULO 1
HOMEOPATIA
FUNDAMENTOS

Os 4 pilares do método *homeopático*

LEI DOS SEMELHANTES

Do latim *similia similibus curentur* ("semelhante cura semelhante"), esse princípio milenar parte do pressuposto de que toda substância presente na natureza é capaz de curar em um doente os mesmos sintomas que provoca em uma pessoa sadia. Para os defensores da homeopatia, quando administrados em doses diluídas e dinamizados, esses insumos têm o poder de estimular a força vital do corpo a desenvolver mecanismos de autocura.

1

EXPERIMENTAÇÃO EM PESSOAS SADIAS

Para descobrir o potencial terapêutico de um medicamento, os homeopatas realizam testes, chamados patogenesias. Essas experiências nunca são feitas com animais, mas qualquer pessoa pode servir de "cobaia" desde que esteja sadia, pois a ideia é investigar os efeitos dessas substâncias e de que forma eles alteram o estado de saúde do indivíduo. Assim, é possível encontrar o "veneno" que, em doses homeopáticas, cura.

2

3

DOSES DILUÍDAS E DINAMIZAÇÃO

O preparo dos medicamentos segue uma técnica que consiste em diluições sucessivas seguidas de sucussões (sacudidas) rítmicas. Ou seja, mistura-se uma pequena quantidade de uma substância específica em muita água com álcool e agita-se bastante. Depois, esse processo é repetido diversas vezes até se alcançar a potência desejada. Em tese, esse método despertaria as propriedades latentes da substância, o que é chamado de "dinamização" da solução.

4

MEDICAMENTO ÚNICO

Durante a consulta, o homeopata avalia se o paciente realmente necessita de algum medicamento. Caso opte por prescrever um fármaco, ele deverá usar um por vez. Só assim é possível conferir como o corpo reagiu à terapia e avaliar a eficiência da substância. Após essa primeira leitura, pode-se repetir a dose, mudar a medicação, acrescentar outra ou aguardar a evolução do tratamento. Mas há profissionais que preferem receitar compostos ou alternar alguns fármacos.

A MEMÓRIA DA ÁGUA

De acordo com os homeopatas, entretanto, é a física que pode explicar a eficácia desses remédios, e não a química. O segredo estaria nos movimentos de dinamização. Segundo os defensores, essas chacoalhadas que sucedem cada diluição (e que podem passar de mil em algumas formulações) teriam o poder de alterar as moléculas da água, fazendo com que elas preservem uma "lembrança" do princípio ativo. Até pouco tempo atrás, essa explicação parecia pouco plausível, e ainda carecia de comprovação científica. Restava aos seus defensores alegar que, embora não compreendessem bem os mecanismos, o fato é que a homeopatia funciona — argumento que, diga-se de passagem, jamais satisfaria um cientista cético. Mas pesquisas recentes confirmaram que a água pode, sim, ter estruturas mais complexas do que sonha a nossa vã filosofia.

Um dos primeiros a levantar essa hipótese foi o imunologista francês Jacques Benveniste, que em 1988 publicou na revista *Nature* a teoria da "memória da água". Segundo ela, a água seria capaz de reproduzir os efeitos de uma substância que tivesse contato prévio com ela, mesmo quando este insumo já não se encontra mais presente. Ou seja, a água teria a capacidade de guardar em sua memória as propriedades das moléculas de um princípio ativo.

Embora essa teoria possa ser explicada por alguns fenômenos da física quântica hoje em dia, na época causou tanta controvérsia no meio acadêmico que outros experimentos acabaram não sendo feitos para comprovar esse conceito à luz da ciência.

Uma descoberta nesse sentido ocorreu em 1998, meio que ao acaso. A fim de desenvolver um aditivo que melhorasse o desempenho dos motores de automóveis, o cientista Shui Yin Lo se pôs a estudar o comportamento das moléculas de água no laboratório de jato-propulsão do Instituto de Tecnologia da Califórnia, o Caltech, em Pasadena (EUA). À frente de uma equipe de químicos e físicos, ele passou meses fazendo testes até que notou algo surpreendente pelas lentes do microscópio: em soluções que ultrapassam o número de Avogadro — a lei da química segundo a qual, depois da 12ª diluição, não sobram vestígios da substância dissolvida no líquido diluente —, tais moléculas, normalmente espalhadas desordenadamente, passavam a se agrupar em "cachos", de seis a 100 unidades, todos alinhados de forma original, com campo elétrico singular e adesão firme a superfícies. E o que é mais impressionante: esses cachos se replicavam a cada nova diluição, mesmo quando já não havia mais sinais da substância adicionada no começo do experimento.

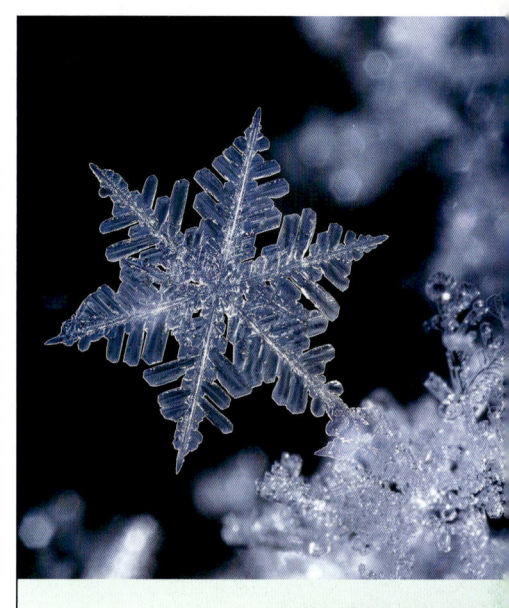

> **Pesquisas revelam que as moléculas da água conseguem preservar a "lembrança" de uma substância que não está mais presente**

Assim como os belos cristais que compõem um floco de neve (fotos), as moléculas de água, quando dinamizadas, teriam o poder de se agrupar em cachos, de seis a 100 unidades, alinhados de forma original e que se replicam a cada nova diluição

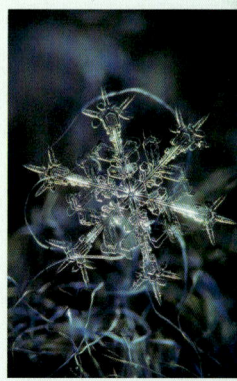

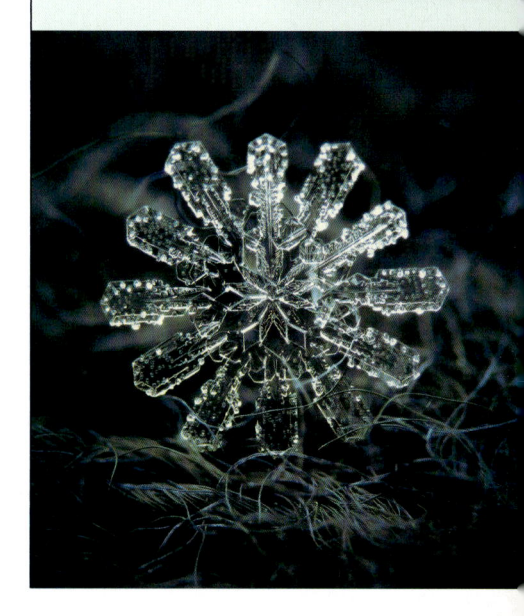

CAPÍTULO 1
HOMEOPATIA
FUNDAMENTOS

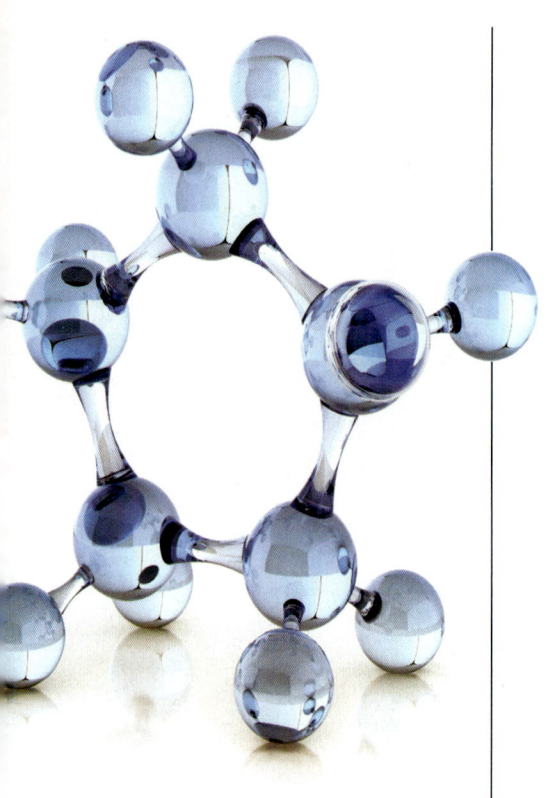

Dois anos mais tarde, um estudo realizado com fulerenos (material formado por átomos de carbono) no Instituto de Ciência e Tecnologia de Kwangju, na Coreia do Sul, esbarrou em efeito semelhante. Na ocasião, o químico alemão Kurt Geckeler não entendeu o que havia ocorrido — já que o saber convencional diz que as moléculas dissolvidas simplesmente se espalham, afastando-se mais e mais umas das outras à medida que a solução é diluída. Ele pediu então a um colega, o indiano Shashadhar Samal, que procurasse meios de controlar a formação dos aglomerados. Mas, para a surpresa de ambos, o tamanho das partículas de fulereno só aumentou a cada diluição.

Para completar, pesquisas posteriores revelaram que moléculas orgânicas (como as de ciclodextrina e DNA) e inorgânicas (como as de cloreto de sódio) se comportavam da mesma maneira, sugerindo que uma molécula ultradiluída pode mesmo alterar as propriedades da água.

DE FENÔMENOS FÍSICOS A EFEITOS BIOLÓGICOS

Ainda assim, fica a pergunta: de que forma essa "memória" da água se manteria preservada no medicamento, já que, até agora, não se constatou uma durabilidade superior a 48 horas? E mais: como essa "lembrança" do princípio ativo agiria na força vital de um organismo doente a ponto de restabelecer o seu equilíbrio energético, como sugerem os homeopatas?

Parte da resposta veio em 2005, com um outro estudo, comandado pelo imunologista Benjamin Bonavida na Universidade da Califórnia,

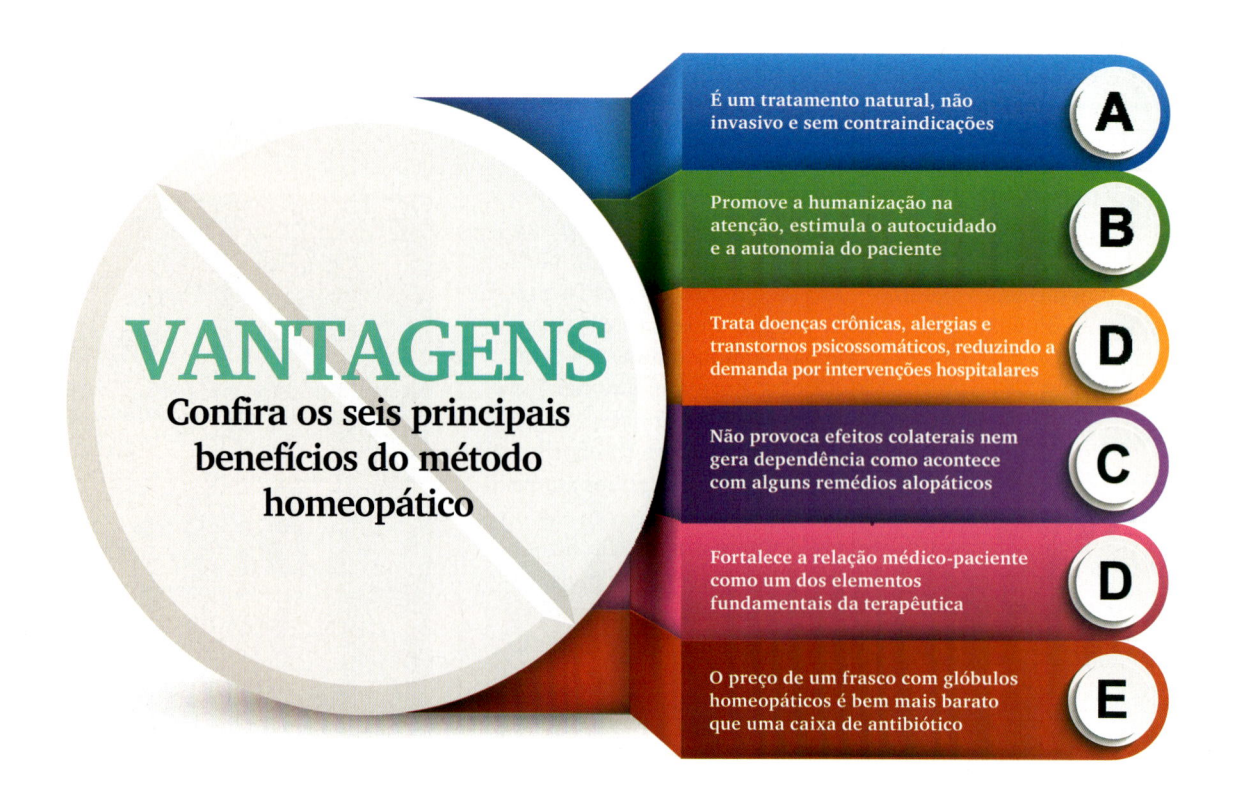

VANTAGENS
Confira os seis principais benefícios do método homeopático

A — É um tratamento natural, não invasivo e sem contraindicações

B — Promove a humanização na atenção, estimula o autocuidado e a autonomia do paciente

D — Trata doenças crônicas, alergias e transtornos psicossomáticos, reduzindo a demanda por intervenções hospitalares

C — Não provoca efeitos colaterais nem gera dependência como acontece com alguns remédios alopáticos

D — Fortalece a relação médico-paciente como um dos elementos fundamentais da terapêutica

E — O preço de um frasco com glóbulos homeopáticos é bem mais barato que uma caixa de antibiótico

que constatou que a tal água com cachos de partículas de um princípio ativo ultradiluído é capaz de estimular células do sistema imunológico, em tubos de ensaio, até 100 vezes mais do que água pura.

Essa descoberta reacendeu a discussão sobre os relatos feitos por Benveniste na década de 1980, quando afirmou que uma solução que antes contivera anticorpos ainda ativava células humanas. E ganhou ainda mais eco com o aval de outro francês conceituadíssimo: o virologista Luc Montagnier. Premiado com o Nobel de Medicina pela descoberta do vírus da Aids, ele observou certa vez que o DNA de algumas bactérias deixa "marcas" na água mesmo após sucessivas diluições. Segundo ele, uma espécie de "ressonância" faria com que modificações da estrutura hídrica emitissem sinais eletromagnéticos para outras soluções aquosas.

Os mecanismos dessa atividade biológica, porém, ainda precisam ser investigados. "Essas pesquisas mostram que as soluções homeopáticas não são água comum, mas um líquido alterado em sua estrutura, que realmente pode modificar tecidos, órgãos e todo o corpo", diz o homeopata americano William Gray no seu livro *Homeopathy: Science or Myth?* ("Homeopatia: Ciência ou Mito?"), ainda sem tradução para o português.

Fato é que, passados 200 anos desde as descobertas de Hahnemann, e embora seja o segundo sistema médico mais difundido no mundo — perde apenas para a alopatia —, a homeopatia ainda tem uma longa batalha pela frente para que seus princípios pouco convencionais sejam unanimemente aceitos no meio científico.

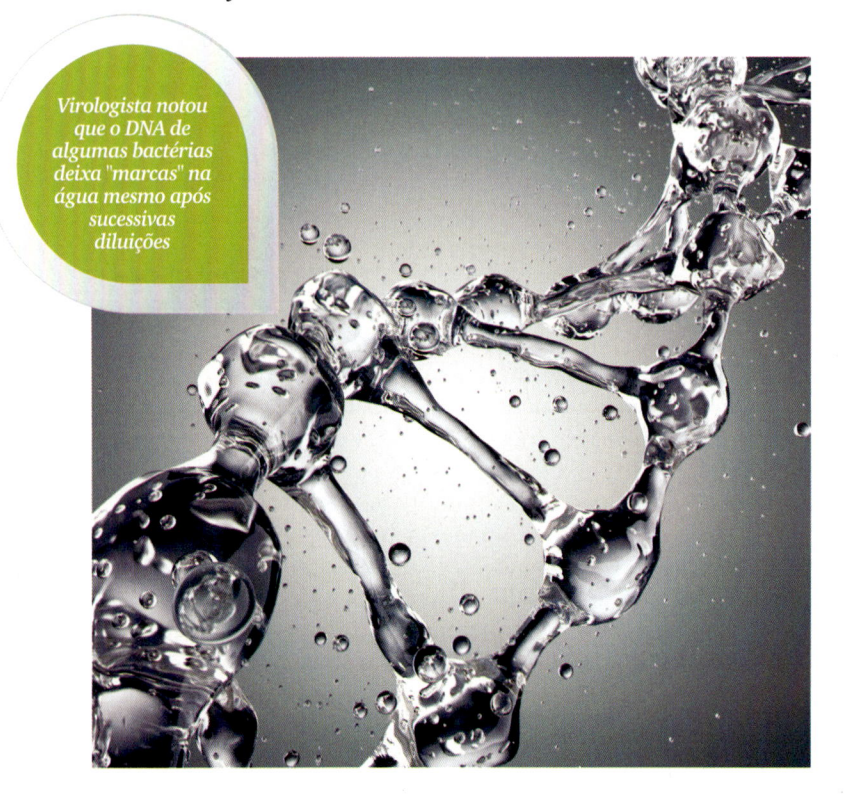

Virologista notou que o DNA de algumas bactérias deixa "marcas" na água mesmo após sucessivas diluições

FORÇA VITAL X EFEITO PLACEBO

Apesar dos estudos dando indícios de que a Lei dos Semelhantes e as diluições infinitesimais dos medicamentos homeopáticos não são tão absurdas quanto parecem, uma guerra velada contra a homeopatia ganhou força na última década impulsionada por outras pesquisas focadas em comprovar que esse sistema de cura não funciona.

Para os críticos, mesmo quando testes clínicos apontam para a eficácia do tratamento, tudo não passaria de "efeito placebo" (quando a cura ocorre porque o paciente acredita que irá melhorar, mesmo que o medicamento seja inócuo).

Em 2005, a revista médica britânica *The Lancet* publicou um editorial intitulado "O fim da homeopatia". O texto baseava-se em uma revisão de mais de 200 estudos cuja conclusão igualava a eficácia dos medicamentos homeopáticos à de meros comprimidos de farinha. Mas não demorou muito para esta análise ser contestada, uma vez que os pesquisadores só consideraram oito dos 110 estudos analisados e sequer deram uma boa justificativa para terem excluído mais de 90% dos trabalhos.

Em contrapartida, o governo da Suíça avaliou 29 estudos em 2011 e divulgou que em 24 deles os medicamentos homeopáticos apresentaram efeito superior ao de placebos. Os resultados foram positivos principalmente para o tratamento de infecções respiratórias e alergias.

CAPÍTULO 1
HOMEOPATIA
FUNDAMENTOS

Popularidade em alta

Tantas pesquisas controversas só põem fermento na polêmica. Influenciados pela onda de críticas e pela pressão dos grandes laboratórios farmacêuticos, países com ampla tradição em homeopatia — como Estados Unidos, Austrália e Reino Unido — apertaram o cerco contra a prática na última década.

Em 2016, a Comissão Federal de Comércio Americana determinou que os medicamentos homeopáticos tragam no rótulo um alerta de que não têm comprovação científica e se baseiam em teorias do século XVIII. Já o Reino Unido, em 2017, baniu a homeopatia do seu sistema público de saúde, o National Health Service (NHS), considerado um dos melhores do mundo. A resolução surpreendeu muita gente. Regulamentado pelo Parlamento britânico desde 1950, o método de cura criado por Hahnemann é o preferido da família real há mais de seis gerações.

George VI — aquele, do filme *O Discurso do Rei* — tratou sua gagueira com homeopatia. De acordo com o médico oficial da corte, o homeopata Peter Fisher, *Ambra grisea* foi o medicamento que ele tomou. Conhecida popularmente como âmbar-pardo ou âmbar de baleia, essa substância é extraída do intestino do cachalote e foi muito usada no passado como afrodisíaco, especiaria e, principalmente, fixante em perfumaria. Outros membros da realeza seguiram a mesma tradição. A rainha Elizabeth I morreu aos 101 anos atribuindo sua longevidade às "bolinhas de açúcar". O príncipe Charles sempre foi um entusiasta da prática devido à sua eficácia e caráter ecológico. E até os cavalos e animais da granja real são tratados por um veterinário homeopata.

Essa relação contraditória retrata bem a situação da homeopatia no mundo atualmente: por mais que alguns governos e cientistas refutem sua eficácia por falta de provas, a popularidade mantém-se em alta, sustentada por muita gente que simplesmente experimentou e sentiu melhoras na própria saúde. E a despeito da divisão de opiniões no meio científico, a tendência é de unir cada vez mais essas duas vertentes da medicina, recorrendo à rapidez da alopatia em casos agudos e à durabilidade da homeopatia no tratamento de problemas crônicos, que sempre costumam voltar quando são tratados apenas com remédios alopáticos. Assim como os cachos replicantes das moléculas de água, os benefícios desses dois sistemas de cura, quando juntos, são maiores que o de cada um sozinho.

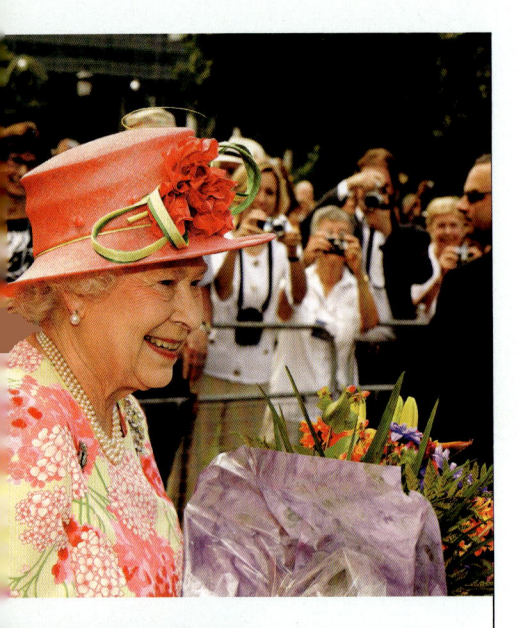

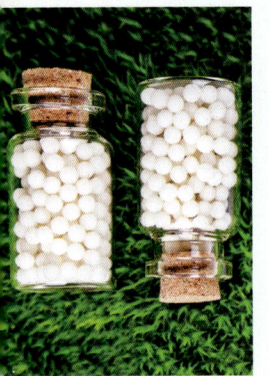

Embora o Reino Unido tenha banido a homeopatia do seu sistema público de saúde, o método de Hahnemann continua sendo o favorito da família real. Tanto a rainha Elizabeth II (acima) quanto o príncipe Charles (abaixo) tomam suas "bolinhas"

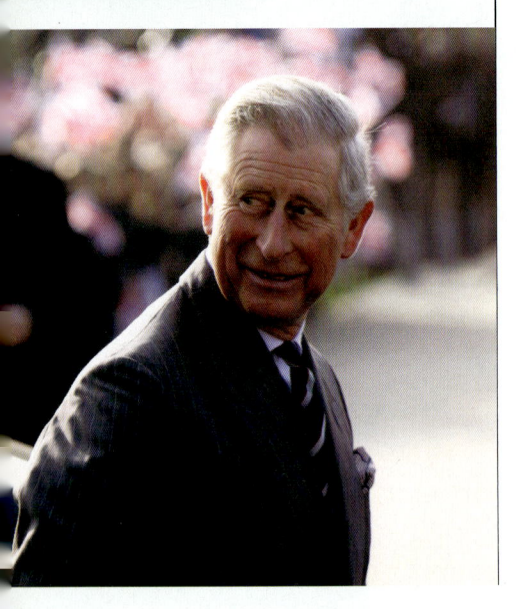

BATE E REBATE

Saiba o que dizem os cientistas contrários à homeopatia e como argumentam os seus defensores

DILUIÇÕES
Segundo as leis da química, quanto mais diluído for um insumo, mais fraco será o seu efeito. E depois da 12ª diluição, não sobrariam resquícios dessa substância original na solução. Logo, todos os medicamentos homeopáticos com potência superior a 12 CH não passariam de "água com açúcar", pois não contêm sequer uma molécula do princípio ativo.

DILUIÇÕES
Estudos mostram que os movimentos de dinamização que sucedem cada diluição teriam o poder de alterar as moléculas da água, fazendo com que elas preservem uma "memória" do princípio ativo. Para os homeopatas, quanto maior a diluição, seguida da sucussão, tanto maior será a potência do preparado.

MEMÓRIA DA ÁGUA
Se uma simples molécula de alguma substância pudesse imprimir à água propriedades medicinais, quando tomamos um copo d'água estaríamos ingerindo um remédio poderoso, de efeito imprevisível.

MEMÓRIA DA ÁGUA
As fórmulas dinamizadas utilizam água destilada e são submetidas a vigorosos movimentos que facilitam a transferência da informação molecular.

EFEITO PLACEBO
Os resultados positivos dos medicamentos homeopáticos em testes clínicos devem-se ao "efeito placebo" (quando a cura ocorre porque o paciente acredita que irá melhorar, mesmo que o remédio seja inócuo).

EFEITO PLACEBO
Se tudo não passasse de autossugestão, o tratamento de bebês, plantas e animais de estimação com remédios homeopáticos não apresentaria qualquer efeito, assim como os testes chamados de "duplo-cego" (quando nem o terapeuta, nem o paciente sabem o que vai ser tomado: placebo ou fármaco).

CUSTOS
A oferta de tratamentos homeopáticos em hospitais públicos, além de ineficiente, torna o sistema de saúde mais oneroso para o governo.

CUSTOS
Os medicamentos homeopáticos não têm efeitos colaterais e são bem mais baratos que os remédios convencionais. Além disso, cidades como São Paulo e Belo Horizonte registraram uma menor quantidade de encaminhamentos e exames complementares depois que ampliaram a oferta de tratamentos homeopáticos em suas unidades básicas.

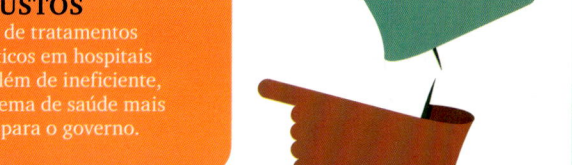

CAPÍTULO 1
HOMEOPATIA
FUNDAMENTOS

Para que serve, afinal?

Como não tem contraindicações nem efeitos colaterais, a homeopatia pode ser utilizada por qualquer pessoa, desde recém-nascidos até idosos, e serve para tratar tanto problemas agudos quanto crônicos. A própria Organização Mundial da Saúde (OMS) libera a utilização de medicamentos homeopáticos para quase todas as doenças. A exceção ocorre apenas para casos graves de diarreia infantil, malária, tuberculose, câncer, Aids, diabetes e situações terminais, em que o organismo dificilmente conseguiria reativar sua "força vital" para restabelecer a saúde.

Enfermidades que exijam uma resposta urgente do corpo também devem ficar de fora. Uma meningite bacteriana, por exemplo, exige diagnóstico rápido e tratamento adequado.

Em todas as condições clínicas, no entanto, a homeopatia pode atuar como um complemento a outras formas de tratamento. Suas indicações mais frequentes são para problemas gastrointestinais, ginecológicos, dermatológicos, respiratórios e casos de baixa resistência, geralmente caracterizados por alergias e infecções constantes (virais ou bacterianas). A terapêutica hahnemanniana também é eficaz para distúrbios de fundo emocional ou psíquico, como medos, fobias e depressão.

A ESCOLHA DO PROFISSIONAL

A justiça federal já decidiu que a homeopatia, embora seja uma especialidade médica, não é uma exclusividade médica. O "terapeuta homeopata" (ocupação reconhecida pelo Ministério do Trabalho) que não tiver formação em Medicina, entretanto, não pode praticar qualquer ato que caracterize um exercício da alopatia e também é proibido de administrar diluições homeopáticas que exijam receita médica por apresentarem elementos tóxicos e adoecedores (Lei 5991, artigo 13).

As substâncias homeopáticas venenosas ou tóxicas são restritas a médicos. As demais são livres para qualquer pessoa adquiri-las em farmácias especializadas, sendo que o terapeuta sem formação em Medicina deve trabalhar exclusivamente com estes insumos liberados.

Para saber se uma substância administrada é livre ou tóxica, basta entrar no site portal.anvisa.gov.br/farmacopeia-homeopatica e conferir a lista de homeopatias livres liberadas no Brasil pela Agência Nacional de Vigilância Sanitária (Anvisa).

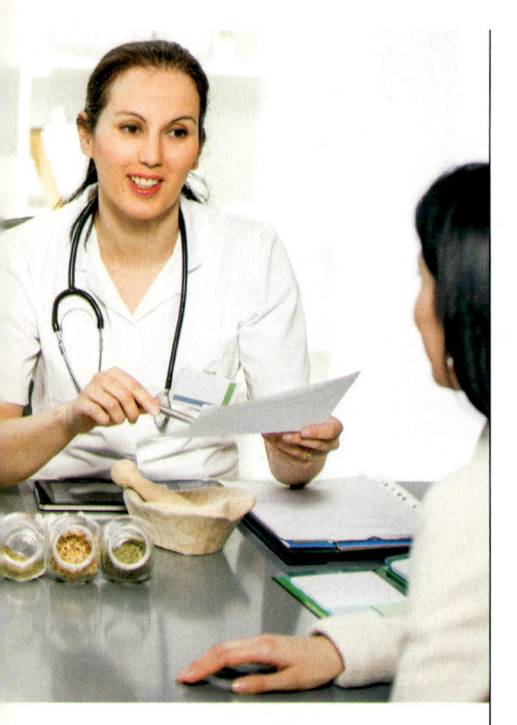

O MÉDICO HOMEOPATA PODE SER...

UNICISTA
Dá um só medicamento por vez, correspondente ao *simillimum* de um determinado doente.

PLURALISTA
Receita mais de um medicamento por vez.

ALTERNISTA
Indica mais de um medicamento por vez, em horários alternados.

COMPLEXISTA
Prescreve compostos de vários remédios, formulados em um mesmo medicamento ou separadamente.

ORGANICISTA
Trata só daquela doença em particular.

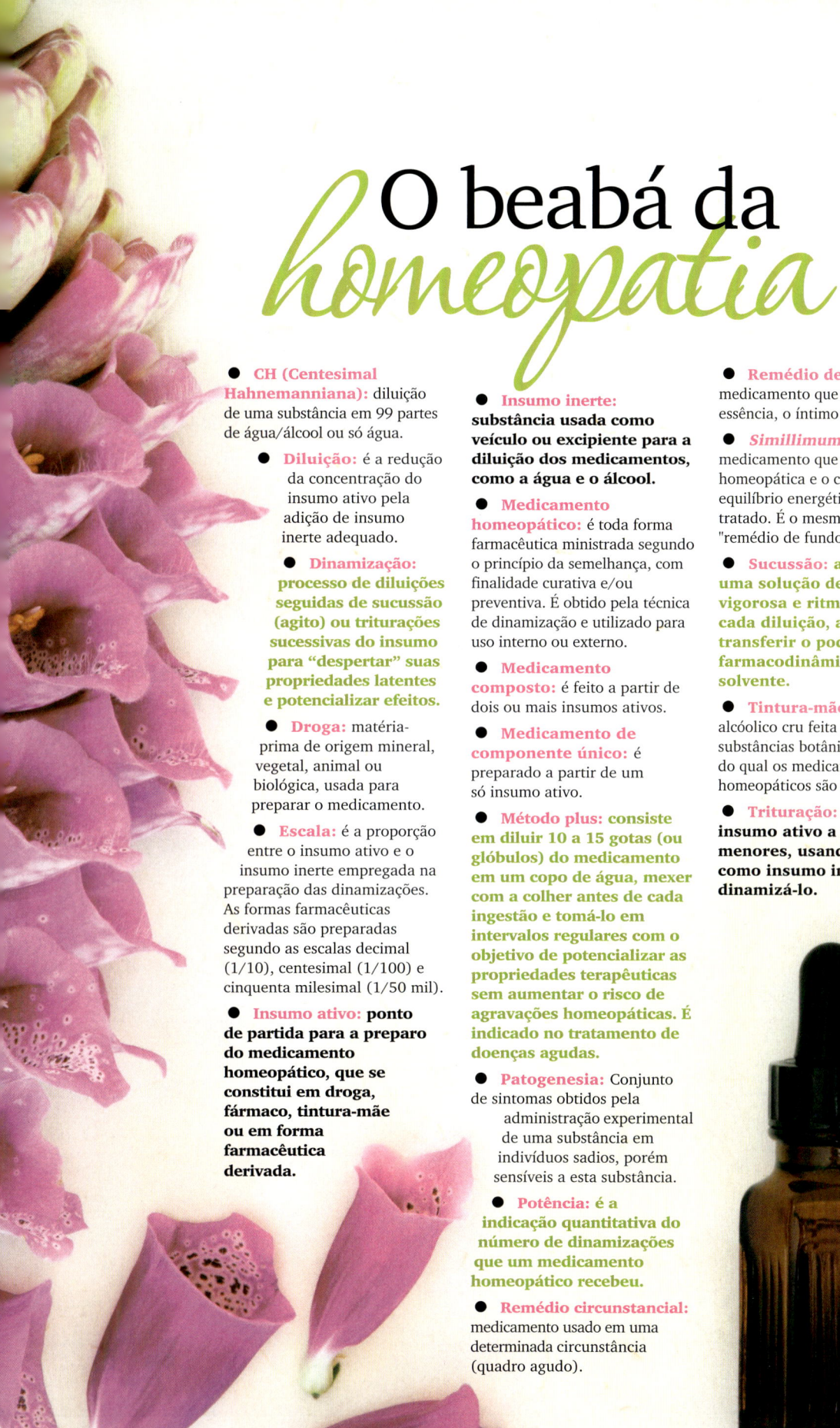

O beabá da *homeopatia*

- **CH (Centesimal Hahnemanniana):** diluição de uma substância em 99 partes de água/álcool ou só água.

- **Diluição:** é a redução da concentração do insumo ativo pela adição de insumo inerte adequado.

- **Dinamização:** processo de diluições seguidas de sucussão (agito) ou triturações sucessivas do insumo para "despertar" suas propriedades latentes e potencializar efeitos.

- **Droga:** matéria-prima de origem mineral, vegetal, animal ou biológica, usada para preparar o medicamento.

- **Escala:** é a proporção entre o insumo ativo e o insumo inerte empregada na preparação das dinamizações. As formas farmacêuticas derivadas são preparadas segundo as escalas decimal (1/10), centesimal (1/100) e cinquenta milesimal (1/50 mil).

- **Insumo ativo: ponto de partida para a preparo do medicamento homeopático, que se constitui em droga, fármaco, tintura-mãe ou em forma farmacêutica derivada.**

- **Insumo inerte: substância usada como veículo ou excipiente para a diluição dos medicamentos, como a água e o álcool.**

- **Medicamento homeopático:** é toda forma farmacêutica ministrada segundo o princípio da semelhança, com finalidade curativa e/ou preventiva. É obtido pela técnica de dinamização e utilizado para uso interno ou externo.

- **Medicamento composto:** é feito a partir de dois ou mais insumos ativos.

- **Medicamento de componente único:** é preparado a partir de um só insumo ativo.

- **Método plus: consiste em diluir 10 a 15 gotas (ou glóbulos) do medicamento em um copo de água, mexer com a colher antes de cada ingestão e tomá-lo em intervalos regulares com o objetivo de potencializar as propriedades terapêuticas sem aumentar o risco de agravações homeopáticas. É indicado no tratamento de doenças agudas.**

- **Patogenesia:** Conjunto de sintomas obtidos pela administração experimental de uma substância em indivíduos sadios, porém sensíveis a esta substância.

- **Potência: é a indicação quantitativa do número de dinamizações que um medicamento homeopático recebeu.**

- **Remédio circunstancial:** medicamento usado em uma determinada circunstância (quadro agudo).

- **Remédio de fundo:** medicamento que atinge a essência, o íntimo do paciente.

- *Simillimum:* medicamento que produz a cura homeopática e o consequente equilíbrio energético do ser tratado. É o mesmo que "remédio de fundo".

- **Sucussão: ato de agitar uma solução de maneira vigorosa e ritmada após cada diluição, a fim de transferir o poder farmacodinâmico ao solvente.**

- **Tintura-mãe:** extrato alcóolico cru feita a partir de substâncias botânicas a partir do qual os medicamentos homeopáticos são preparados.

- **Trituração: redução do insumo ativo a partículas menores, usando lactose como insumo inerte para dinamizá-lo.**

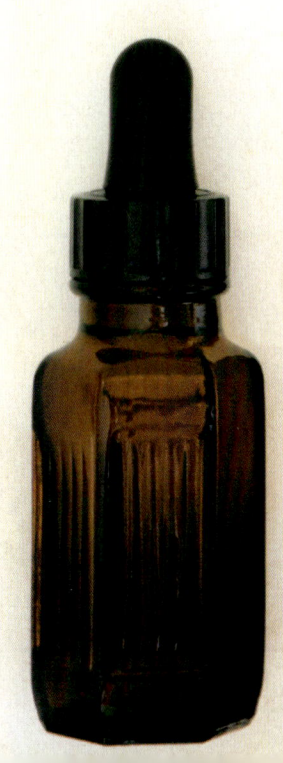

CAPÍTULO 1
HOMEOPATIA
FUNDAMENTOS

ACEITAÇÃO
no mundo

A prática da homeopatia, como método válido de medicina, varia conforme a legislação de cada país. Veja como ela vigora em algumas nações

PORTUGAL
A homeopatia não é considerada especialidade médica, mas há entidades que só aceitam médicos como membros, a exemplo da Associação Médica Portuguesa de Homeopatia, que contesta o exercício do método hahnemanniano por terapeutas sem formação em Medicina. As farmácias em Portugal vendem medicamentos homeopáticos com autorização do Infarmed.

ESTADOS UNIDOS
O Instituto Nacional de Saúde americano afirmou em 2009 que há poucas evidências de que a homeopatia seja um tratamento efetivo para qualquer doença específica. Em 2016, a Comissão Federal de Comércio (órgão que regulamenta o setor no país) foi além: determinou que os fabricantes de medicamentos homeopáticos vendidos sem receita provem com estudos independentes as alegações de que agem contra as doenças ou sintomas anunciados em seus rótulos. Caso contrário, tais afirmações terão de vir acompanhadas por um alerta de que não são cientificamente comprovadas. Mesmo assim, a prática mantém-se em alta por lá, com escolas de formação em vários estados.

BRASIL
Por aqui, a homeopatia é reconhecida como especialidade médica desde 1979 e passou a integrar a Política Nacional de Práticas Integrativas e Complementares (PNPIC) em 2006. O Sistema Único de Saúde (SUS) a inclui em suas rotinas de atendimento, sendo possível encontrar médicos, veterinários e odontólogos, além de farmacêuticos, psicólogos e agrônomos, que trabalham oficialmente com homeopatia. Quem não tem formação em medicina também pode praticá-la no País, como terapeuta, mas é proibido de administrar diluições com insumos tóxicos. O preparo das medicações é respaldado pela *Farmacopeia Homeopática Brasileira*, que teve sua primeira edição publicada em 1977.

REINO UNIDO

Embora a família real se trate com "bolinhas" há seis gerações e a prática seja legalizada como recurso médico desde 1950, o governo britânico decidiu recentemente eliminar as terapias homeopáticas de seu sistema público de saúde. Um dos argumentos foi a falta de provas quanto à sua eficácia. De lá para cá, a versão britânica do SUS, até então aclamada como referência mundial, entrou em colapso devido, especialmente, a orçamentos apertados e ao envelhecimento da população.

SUÍÇA

Em 2011, um relatório da Agência Federal de Saúde Pública concluiu que os medicamentos ultradiluídos têm, sim, resultados superiores ao placebo em vários casos, especialmente no tratamento de infecções respiratórias e alergias. Dos 29 estudos avaliados sobre o tratamento dessas doenças, 24 mostraram resultados favoráveis, o que levou o governo a aprovar a inclusão da homeopatia no sistema público de saúde. Estima-se que 8% dos suíços recorram a esse tipo de terapia.

ESPANHA

O Ministério da Saúde Pública e Universal da Espanha enviou instruções a todos os departamentos em 2017 para lembrá-los de que a homeopatia está excluída do portfólio de serviços nacionais de saúde. Também foi pedida a retirada do reconhecimento da homeopatia como remédio e a Universidade de Barcelona eliminou seu mestrado na especialidade por "falta de base científica". Mas a prática ainda é ensinada em outras grandes universidades da Espanha.

BÉLGICA

Em 2013, o governo belga decretou que a homeopatia pode ser exercida apenas por médicos, dentistas e parteiras, desde que tenham cursado 600 horas de teoria e outras 200 horas de estudos práticos sobre esta especialidade. Cerca de 25% da população belga diz utilizar medicamentos homeopáticos de vez em quando.

ALEMANHA

A homeopatia é considerada especialidade médica e é preciso receita de um profissional com formação em Medicina para se adquirir medicamentos ultradiluídos.

FRANÇA

A homeopatia segue as regras estabelecidas por Philippe de Lyon, que só aceita as potências até 30 CH. Esses medicamentos, prescritos exclusivamente por médicos, são reembolsados pelo sistema público de saúde e podem ser encontrados em quase todas as farmácias francesas.

ÍNDIA

Dede sua introdução, em 1839, a homeopatia é bastante difundida no país. Foi, inclusive, utilizada por Gandhi (1869-1948). Hoje, está incluída num programa governamental (AYUSH) para promoção das medicinas tradicionais e alternativas. Há mais de 300 hospitais especializados e uma centena de escolas de homeopatia, sendo que uma parcela delas é mantida pelo próprio governo.

AUSTRÁLIA

Em 2014, o Conselho Nacional de Saúde e Pesquisa Médica da Austrália divulgou um relatório no qual desestimula as seguradoras de saúde privadas a oferecer descontos em tratamentos homeopáticos. O texto, baseado em uma extensa revisão de estudos, também afirma que o método desenvolvido por Hahnemann não é eficaz para o tratamento de qualquer doença e pode, inclusive, colocar a saúde em risco caso o paciente rejeite ou adie os tratamentos corretos. Ainda assim, uma parcela considerável da população consome medicamentos homeopáticos.

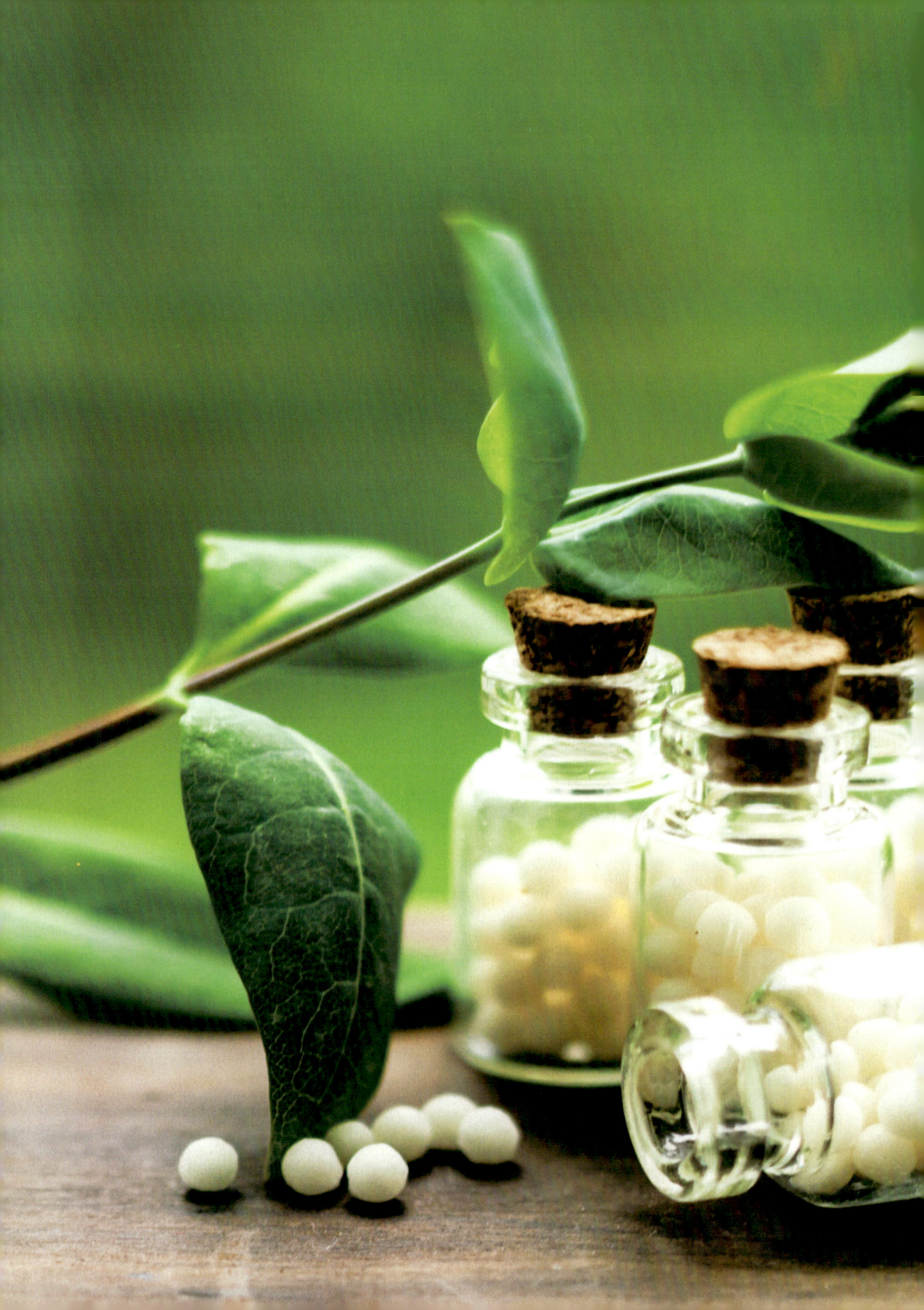

CAPÍTULO 2

TRATAMENTO NATURAL
contra doenças

Pesquisas científicas apontam os benefícios da homeopatia para a prevenção e cura de diversos problemas de saúde. Confira os principais e descubra para que servem algumas substâncias

CAPÍTULO 2
TRATAMENTO NATURAL CONTRA DOENÇAS

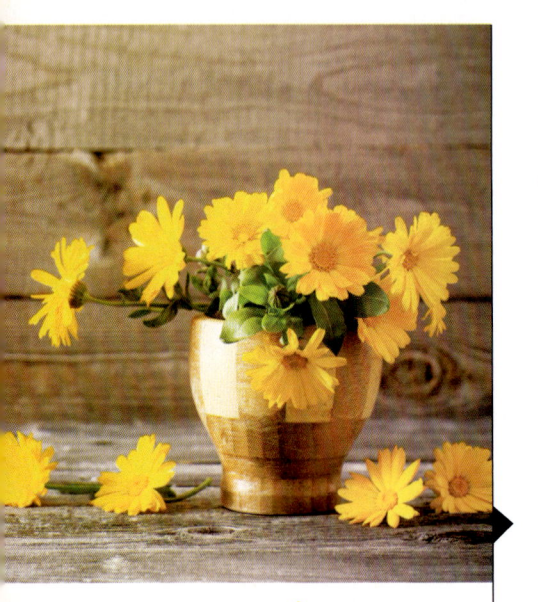

CALÊNDULA É GRANDE ALIADA

Além de concluírem que a homeopatia pode atuar como um complemento à terapia convencional contra o câncer, os pesquisadores do Royal London Homeopathic Hospital descobriram que a calêndula (flor popularmente conhecida como malmequer) pode ser uma forte aliada para reduzir a inflamação de pele provocada pela radioterapia contra o câncer de mama. Originária da Europa meridional, a planta da espécie *Calendula officinalis* é facilmente encontrada em jardins e terrenos baldios. Embora tenham uma utilização mais fitoterápica, suas flores cor de laranja também são usadas em fórmulas homeopáticas para tratar problemas de pele, como queimaduras e feridas, entre outras aplicações.

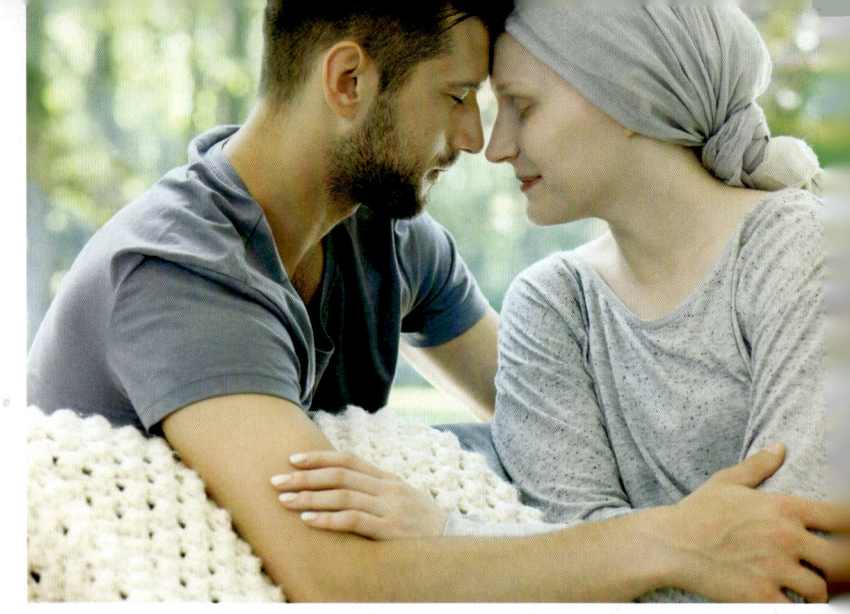

ALÍVIO PARA OS EFEITOS COLATERAIS DA RADIOTERAPIA

Antes de mais nada, é importante ressaltar que a homeopatia não cura nem trata o câncer, mas estudos comprovam que os medicamentos homeopáticos podem apresentar resultados benéficos contra os efeitos colaterais causados pelos tratamentos de radioterapia e quimioterapia. Uma pesquisa publicada em 2004 por Otto Schlappack, profissional do Departamento de radioterapia e radiobiologia da Universidade de Viena, na Áustria, acompanhou o tratamento de 25 pacientes que passavam por sessões de radioterapia para combater o câncer de mama e sofriam com efeitos da radiação, como sensibilidade e coceiras. Ao longo de três semanas, essas pessoas tomaram remédios homeopáticos como complemento à terapia. No final, 21 delas (84%) apresentaram melhoras significativas, indicando que o tratamento com substâncias ultradiluídas é capaz de oferecer mais qualidade de vida a quem faz radioterapia.

Uma equipe do Royal London Homeopathic Hospital, no Reino Unido, também avaliou outros oito estudos e concluiu que a homeopatia não interfere negativamente nas terapias convencionais.

ADEUS, TPM!

Alvo de muitas controvérsias e dúvidas, a homeopatia atualmente tem sido considerada para o tratamento da Tensão Pré-Menstrual (TPM). O tema ganhou destaque na programação do congresso da Associação Paulista de Homeopatia. Para Eliezer Berenstein, especialista em ginecologia, obstetrícia e homeopatia, com títulos da Federação Brasileira da Sociedade de Ginecologia e Obstetrícia (Febrasgo) e do Conselho Federal de Medicina (CFM), esse grande enfoque está sendo dado por se tratar de uma terapia capaz de enxergar o corpo como um todo e tratar todos os aspectos que envolvem o problema. "A medicina convencional não definiu ainda a causa real da TPM, enquanto que a homeopatia, por considerar a totalidade dos diversos aspectos femininos, pode entendê-la melhor", explica.

ANTIALÉRGICO NATURAL

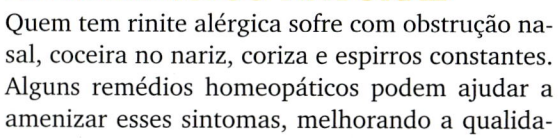

Quem tem rinite alérgica sofre com obstrução nasal, coceira no nariz, coriza e espirros constantes. Alguns remédios homeopáticos podem ajudar a amenizar esses sintomas, melhorando a qualidade de vida dos pacientes. Segundo um estudo divulgado pelo periódico *Wiener Klinische Wochenschrift*, que é um dos principais jornais de medicina da Europa Central, a terapêutica de Hahnemann pode ser usada em conjunto com os tratamentos alopáticos para melhorar os sintomas decorrentes de alergias. Além disso, a pesquisa mostra que as soluções homeopáticas ajudam a reduzir a necessidade de consumir antialérgicos fortes por muito tempo.

Em 2000, o jornal *British Medical Journal*, do Reino Unido, divulgou o estudo *Randomised controlled trial of homeopathy versus placebo in perennial allergic rhinitis with overview of four trial series* (na tradução, "Ensaio controlado randomizado sobre homeopatia versus placebo em casos de rinite alérgica perene com visão geral de quatro séries"), que também comprova a eficiência da homeopatia no tratamento da rinite alérgica. Durante o teste, parte dos 50 participantes tomou remédios homeopáticos e o outro grupo ingeriu placebos. No final, as pessoas que usaram a homeopatia apresentaram resultados respiratórios melhores do que as que não tomaram medicamentos de verdade.

PREVENÇÃO CONTRA DORES DE GARGANTA

A amidalite pode causar muitos desconfortos, como dor de garganta, sensibilidade e até dificuldade para engolir. Em 2017, um estudo clínico submeteu crianças com problemas recorrentes de garganta ao tratamento homeopático e concluiu que as soluções ultradiluídas podem ajudar a evitar a amidalite. A pesquisa — realizada pelos médicos e professores universitários Sergio E. Furuta, Luc L.M. Weckx e Claudia R. Figueiredo — foi publicada na *Revista de Homeopatia*, da Associação Paulista de Homeopatia (APH).

O estudo envolveu 40 crianças, de 3 a 7 anos, que tiveram cinco a sete episódios de amidalite registrados ao longo de um ano. Durante quatro meses, 20 pacientes receberam remédios homeopáticos. Os outros 20 ingeriram placebos. O resultado final mostrou que, das 18 crianças que completaram o tratamento com homeopatia, 14 não apresentaram nenhum sinal de dor de garganta aguda bacteriana. Já entre as que ingeriram placebos sem saber, apenas cinco não tiveram amidalite. De acordo com os pesquisadores, além de não apresentar nenhum efeito colateral, o tratamento com medicamentos homeopáticos livrou 14 crianças (78%) da indicação cirúrgica para retirada das amídalas.

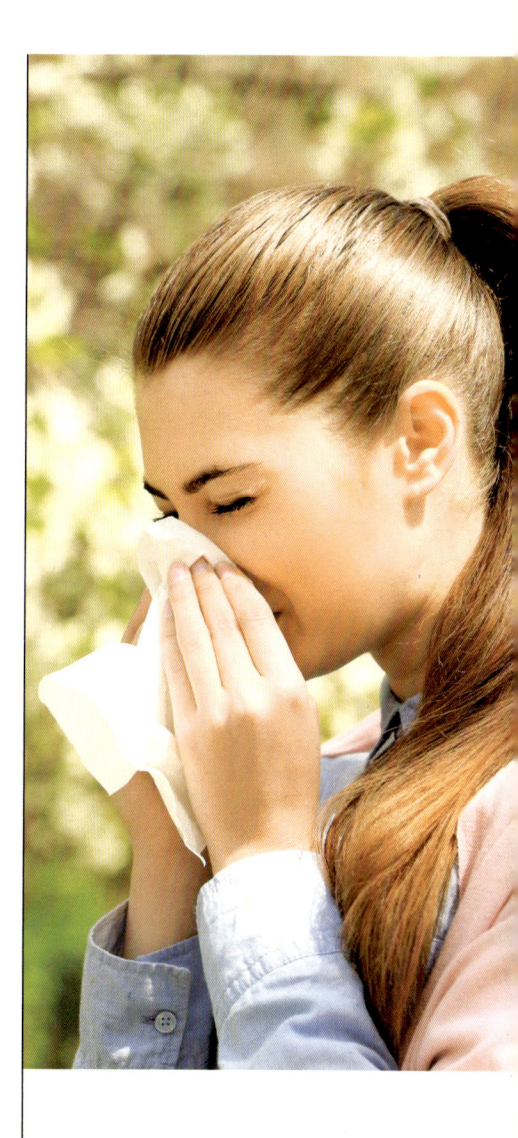

> **Medicamentos homeopáticos ajudam a reduzir a necessidade de tomar antialérgicos fortes por muito tempo**

CAPÍTULO 2
TRATAMENTO NATURAL CONTRA DOENÇAS

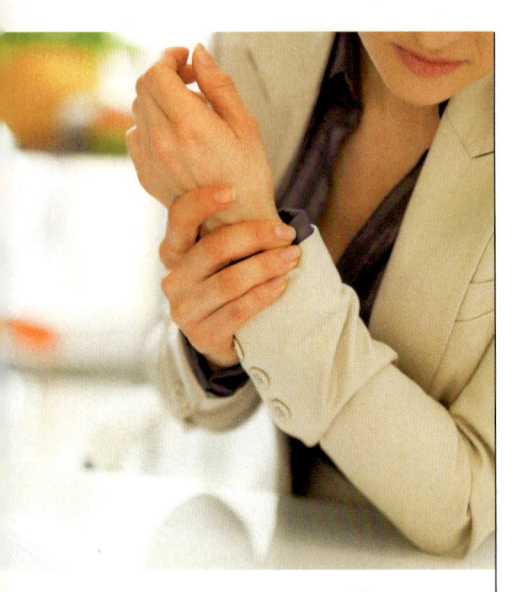

REDUÇÃO DAS DORES CRÔNICAS

Dores em ossos, músculos e nas articulações — como tendinite, bursite do ombro e poliartrite — podem ser reduzidas por meio de tratamentos que associam os chamados remédios organoterápicos com o tratamento homeopático convencional. É o que indica um estudo realizado pela médica homeopata Isabel Horta e publicado na *Revista de Homeopatia* em 2013. Apesar de afirmar que ainda é preciso analisar mais pesquisas sobre o tema para chegar a uma conclusão concreta, a autora diz que o teste apresentou resultados bastante positivos. Segundo o artigo, o método induziu melhoras adicionais em diversos sintomas de dor osteomusculoarticular crônica.

ENDOMETRIOSE SEM TANTO SOFRIMENTO

Em 2017, a *Revista de Homeopatia* divulgou a pesquisa de pós-doutorado de Marcus Zulian Teixeira, professor da Universidade de São Paulo (USP) e especialista em homeopatia pela Associação Médica Brasileira (AMB) e pela Associação Médica Homeopática Brasileira (AMHB). O estudo prova que o estrogênio potencializado pelo método homeopático é capaz de amenizar dores pélvicas associadas à endometriose.

A pesquisa, feita com 50 mulheres de idade entre 18 e 45 anos, indica que o grupo tratado com estrogênio ao longo de 24 semanas apresentou melhoras significativas em sintomas como dismenorreia, dor pélvica acíclica e dores intestinais cíclicas. Além disso, o tratamento foi bastante positivo para problemas secundários, como dores corporais, vitalidade e saúde mental. As participantes que ingeriram placebo, por sua vez, não apresentaram nenhuma mudança expressiva durante o período de testes.

MELHORA DA TIREOIDITE AUTOIMUNE

Um artigo divulgado em 2015 pela *Revista de Homeopatia* mostra que o tratamento natural pode ajudar a amenizar significativamente os transtornos causados pela tireoidite autoimune (também conhecida como Mal de Hashimoto). Essa doença é caracterizada por uma disfunção do sistema imunológico, que passa a produzir anticorpos para destruir a glândula tireoide. A princípio, o ataque pode ser leve, mas causa uma inflamação que, com o passar do tempo, destrói gradualmente a glândula.

O estudo foi publicado por Pedro Bernardo Scala, médico endocrinologista, homeopata, professor da Universidad del Salvador (USAL) e diretor do departamento de homeopatia da faculdade de medicina da Universidad Maimónides, ambas em Buenos Aires, na Argentina. O profissional analisou casos de nove pacientes com diagnóstico de tireoidite autoimune. As participantes, que eram do sexo feminino e tinham de 31 a 56 anos, foram acompanhadas pelo especialista durante períodos bastante variáveis: de 30 dias a 18 anos. Os resultados indicam que, após o tratamento homeopático, os chamados anticorpos antitireoidianos das pacientes diminuíram ou desapareceram. Algumas das mulheres que receberam o tratamento com homeopatia também conseguiram recuperar o equilíbrio funcional da glândula.

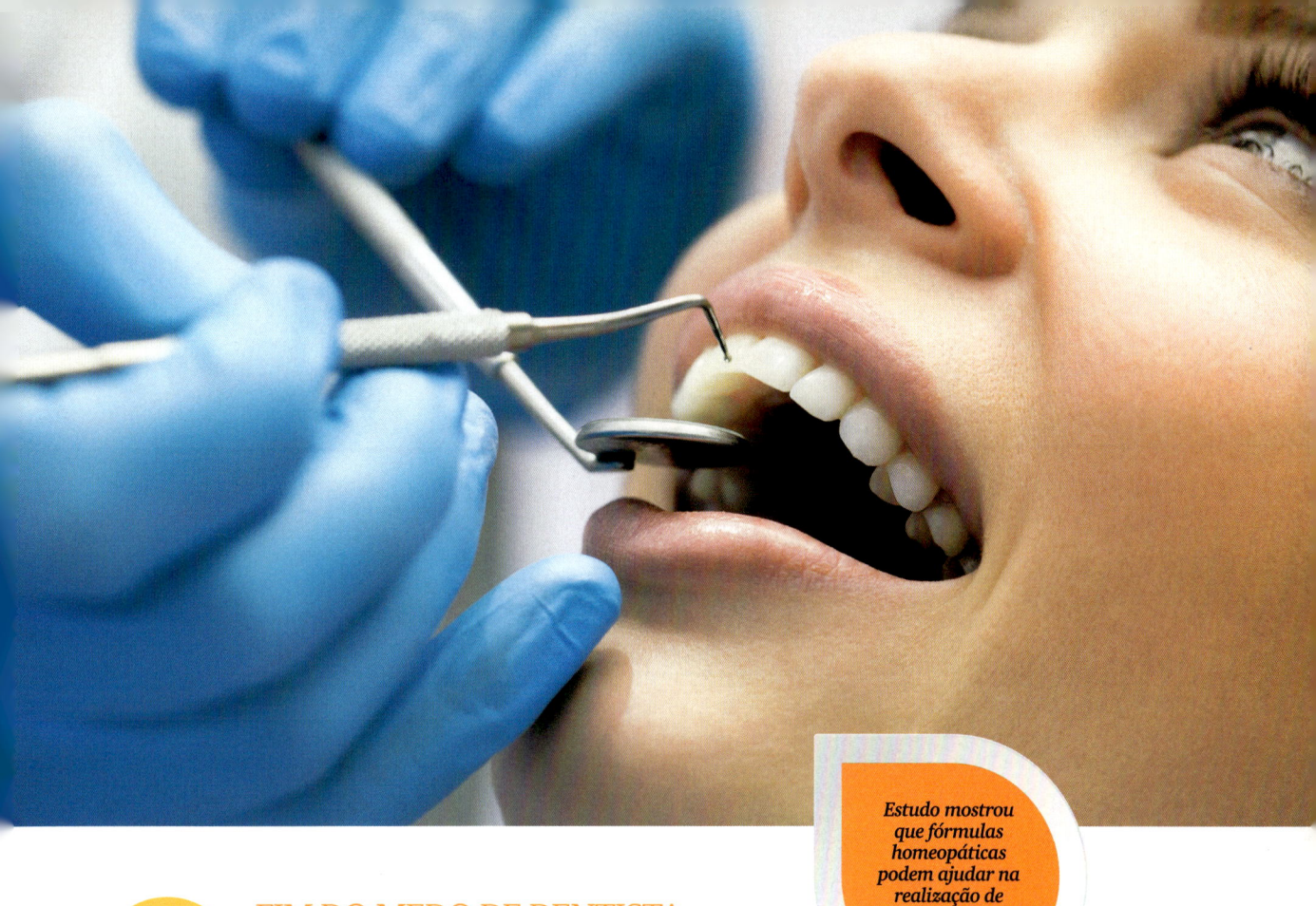

FIM DO MEDO DE DENTISTA

A homeopatia pode ser uma boa aliada de quem sofre só de pensar no barulho do "motorzinho" usado pelos dentistas. Um estudo-piloto realizado por meio do programa de iniciação científica da Uniban-Brasil, em 2009, comparou o desempenho de um medicamento homeopático em relação ao ansiolítico benzodiazepínico diazepam no controle de ansiedade e medo do tratamento odontológico.

Os 48 pacientes que participaram do estudo foram divididos aleatoriamente em três grupos. O primeiro recebeu o medicamento homeopático. O segundo ingeriu diazepam e o terceiro serviu como grupo de controle, não sendo tratado com nenhum tipo de medicação.

Durante sete meses, os participantes foram levados três vezes a consultórios odontológicos. Depois de 30 dias de tratamento, o nível de ansiedade das pessoas (ao descobrirem que teriam de tomar uma anestesia para a realização de um procedimento) caiu de 100% para 31% no grupo que tomava diazepam e para 81% entre as pessoas que foram tratadas com homeopatia. Com o passar do tempo, no entanto, a terapia homeopática foi se revelando mais eficaz em longo prazo. Após 60 dias, a ansiedade caiu para 23% (diazepam) e 32% (homeopatia). E na última avaliação, feita 90 dias após o início da ingestão dos remédios, constatou-se que o desconforto havia despencado para 6% entre os pacientes que se submeteram ao tratamento natural. Já nas pessoas que tomaram o ansiolítico alopático, essa redução acabou em 15%.

Estudo mostrou que fórmulas homeopáticas podem ajudar na realização de procedimentos odontológicos

Em longo prazo, os remédios ultradiluídos mostram-se mais eficazes que ansiolíticos como o diazepam

CAPÍTULO 2
TRATAMENTO NATURAL CONTRA DOENÇAS

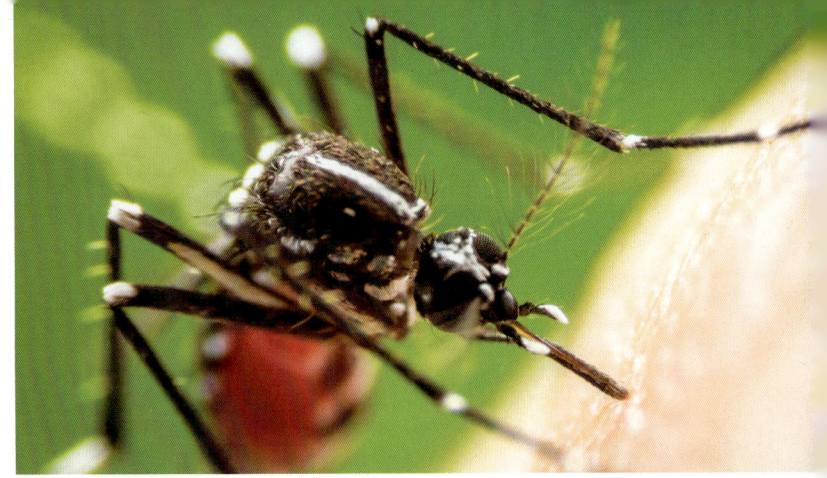

Preparados da homeopatia ajudam a tratar crianças que sofrem de hiperatividade e deficit de atenção

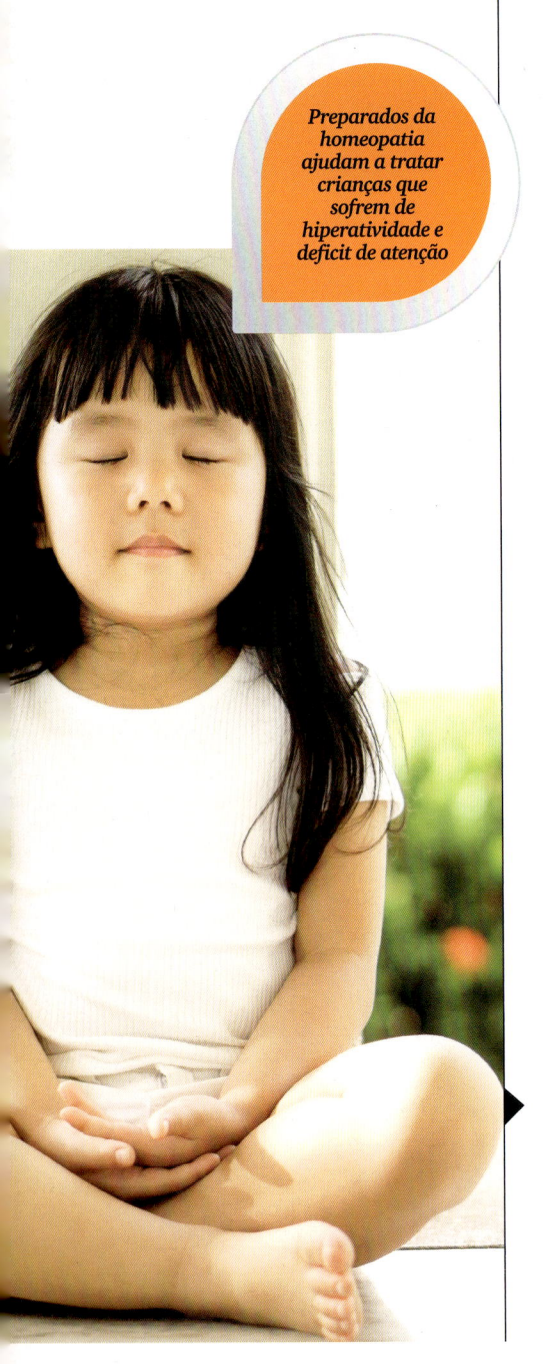

REMÉDIO EFICAZ NO COMBATE À DENGUE

Segundo um artigo publicado pelo médico homeopata Lucas Franco Pacheco, medicamentos homeopáticos já foram usados para combater uma série de epidemias ao redor do mundo. Entre elas, cólera, gripe espanhola, tifo, meningite meningocócica e H1N1 (gripe suína). No Brasil, o método de Hahnemann também se mostra eficaz quando o assunto é dengue, podendo ajudar a prevenir ou reduzir os sintomas da doença.

Em 2007, a Secretaria de Saúde de Macaé (RJ) deu início a uma campanha de homeopatia contra a dengue. Após distribuir doses de medicação ultradiluída e dinamizada a pacientes assintomáticos, constatou-se que a incidência da doença em Macaé baixou 93% nos primeiros três meses de 2008. No mesmo período, os casos de dengue cresceram 128% no resto do Estado do Rio de Janeiro.

As soluções homeopáticas também apresentaram bons resultados preventivos em cidades do interior de São Paulo, como São José do Rio Preto (SP). Em 2001, o município ofereceu 1.959 amostras a moradores de uma área com grande incidência da doença. Uma análise realizada com algumas pessoas que utilizaram a medicação mostrou que, de um grupo de 524 pacientes, 384 (74%) não manifestaram sintomas causados pela epidemia. Além disso, a região que distribuiu os medicamentos homeopáticos apresentou menos casos de dengue em comparação a outras quatro áreas da cidade.

HIPERATIVIDADE SOB CONTROLE

Segundo um estudo publicado em 1997 pelo *British Homeopathic Journal,* a homeopatia é capaz de melhorar a situação de crianças afetadas por Transtorno de Deficit de Atenção com Hiperatividade (TDAH). Durante uma semana, especialistas trataram um grupo de pequenos com medicamentos homeopáticos e outro com placebos. Depois de sete dias, os pacientes que ingeriram os remédios ultradiluídos apresentaram resultados mais favoráveis, incluindo a diminuição de comportamentos ligados ao TDAH.

Já em 2001, o médico suíço Heiner Frei publicou um estudo que comparava a eficácia da homeopatia em relação ao uso da fórmula alopática ritalina em casos de hiperatividade. Todas as 115 crianças que participaram da pesquisa, com idades entre 2 e 17 anos, ingeriram medicamentos homeopáticos. Depois de três meses e meio de tratamento, 86 delas (75%) responderam bem aos remédios, apresentando melhora clínica de 73%. Ao longo de 22 meses, apenas 25 crianças precisaram ingerir ritalina para tratar os sintomas de hiperatividade. Com base nestes resultados, o autor do estudo afirma que, quando o tratamento não é urgente, a homeopatia pode ser uma ótima pedida para reduzir os transtornos sofridos por crianças hiperativas.

ATENÇÃO AOS TRANSTORNOS PSIQUIÁTRICOS

No Sistema Único de Saúde (SUS) de Jundiaí, no interior de São Paulo, a homeopatia foi comparada ao remédio alopático Prozac para o tratamento da depressão. Os pacientes que receberam medicamentos homeopáticos apresentaram melhora semelhante aos tratados com o antidepressivo em oito semanas, sem os temidos efeitos colaterais — como perda de libido, ganho de peso ou insônia. Mas atenção: isso não quer dizer que não seja necessário nenhum cuidado específico em relação ao consumo deste tipo de medicamento. O psiquiatra e homeopata Francis Mourão explica que as precauções devem ser as mesmas para todos os transtornos psiquiátricos. Confira:

CUIDADOS CLÍNICOS
- Acompanhamento psiquiátrico contínuo
- Avaliação de gatilhos para crises
- Riscos de autoagressão
- Nível de resiliência do paciente
- Grau de comprometimento emocional e funcional
- Anotação da evolução dos sintomas após a ingestão de medicamento
- Nível de suporte afetivo (família e amigos) ao paciente
- Anotação de sonhos e sensações
- Cuidados com alimentação e hábitos de vida

CUIDADOS COM O MEDICAMENTO
- Seguir a orientação dos rótulos
- Manter longe do calor
- Afastar da poluição eletromagnética (como notebooks e celulares)

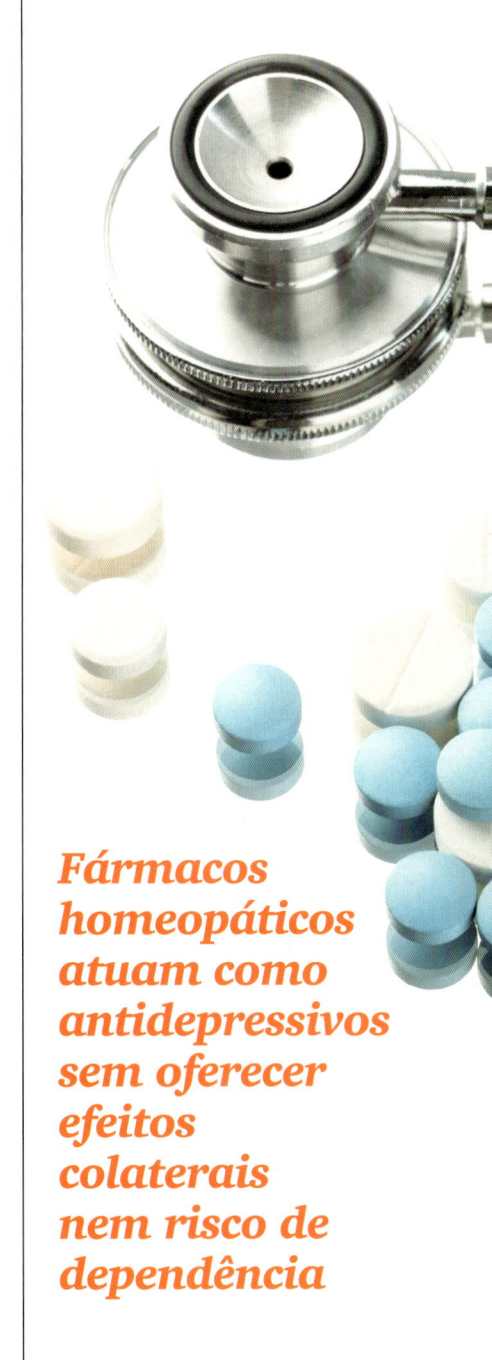

Fármacos homeopáticos atuam como antidepressivos sem oferecer efeitos colaterais nem risco de dependência

CAPÍTULO 2
TRATAMENTO NATURAL
CONTRA DOENÇAS

VENENOS
que curam

Existem mais de 3 mil medicamentos homeopáticos feitos com substâncias que, diluídas diversas vezes e devidamente dinamizadas, teriam o poder de tratar os mesmos sintomas que provocam. Conheça as mais usuais e para que servem

Peçonha de cobra; venenos de sapo, aranha e abelha; plantas tóxicas e até elementos químicos letais, como o arsênico... Pode parecer receita de caldeirão da bruxa, mas acredite: quando diluídas centenas de vezes em água e dinamizadas como manda a cartilha homeopática, essas substâncias fatais teriam o poder de prevenir e até curar os mesmo problemas de saúde que desencadeiam. É o que diz o princípio da similitude, difundido por Samuel Hahnemann e defendido por todo médico homeopata.

Segundo suas premissas, ao introduzir no corpo doses ínfimas de um insumo que provoca os mesmos sintomas da doença que o paciente está manifestando, o organismo dele inicia um processo natural de cura, de dentro para fora, capaz de restabelecer seu equilíbrio vital. Ou seja: o que causa mal a alguém saudável pode curar alguém doente. Se um veneno provoca asfixia em uma pessoa, por exemplo, a versão homeopática (diluída) dessa substância poderá tratar pacientes que sofrem de asma ou falta de ar, e assim por diante.

FARMÁCIA VERSUS CONSULTÓRIO

Segundo o médico homeopata Wilson Goshima, do Hospital Santa Cruz, para que a pessoa tenha os melhores resultados em homeopatia, é importante consultar um profissional e passar por uma avaliação minuciosa. Só assim, é possível chegar a um diagnóstico mais preciso e obter melhores resultados no tratamento. Também é dessa forma que o paciente poderá ser medicado de acordo com a amplitude de sua queixa e a totalidade do seu quadro de saúde.

Ainda de acordo com o especialista, esse tipo de atendimento requer um conhecimento que o terapeuta sem formação médica não é capaz de fazer, o que pode levar à indicação de um tratamento ineficaz. A questão é tão importante que, por determinação do Ministério da Saúde e da Agência Nacional de Vigilância Sanitária (Anvisa), algumas soluções que contêm a presença de insumos ativos com baixa diluição só podem ser prescritos por médicos.

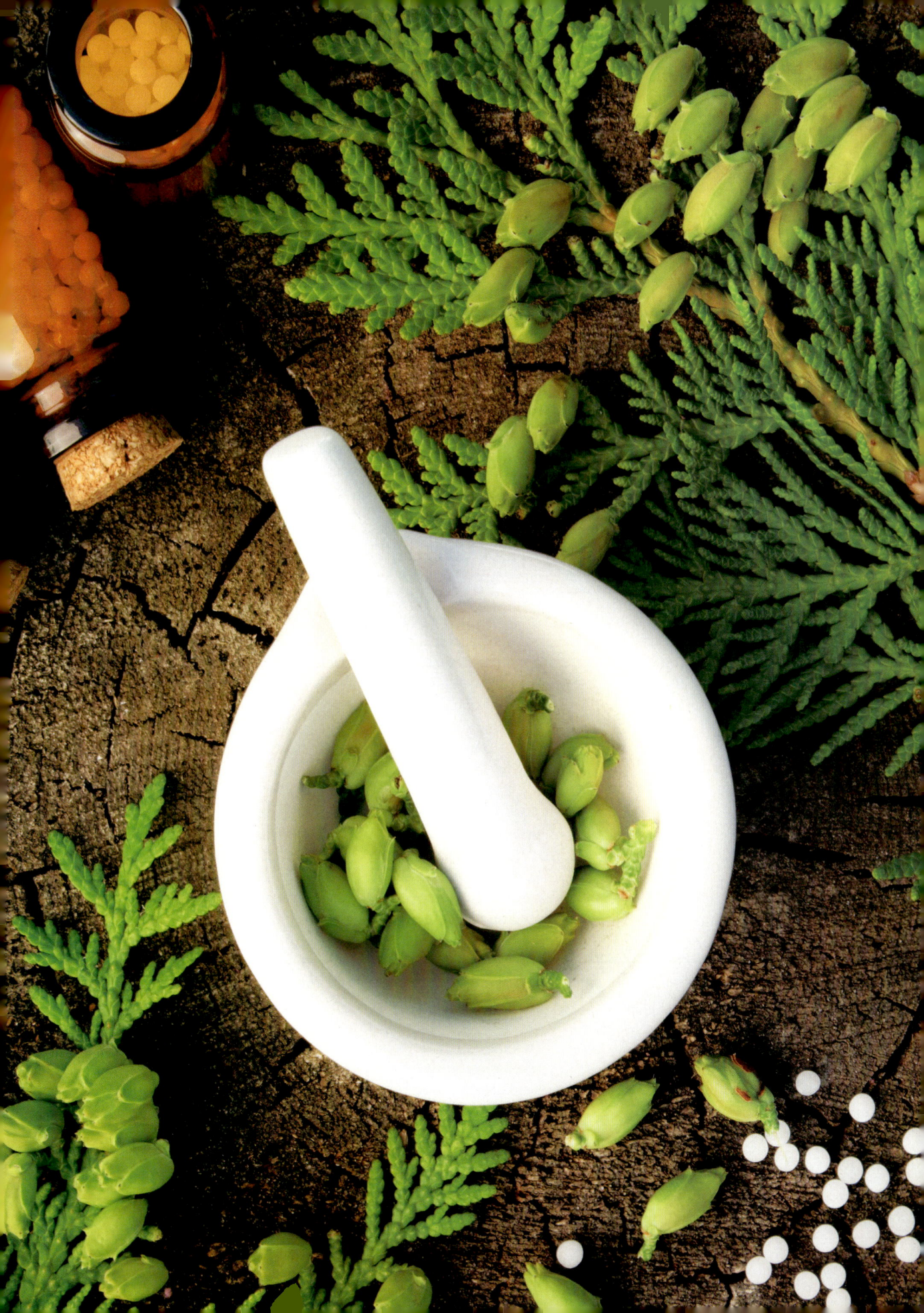

CAPÍTULO 2
TRATAMENTO NATURAL CONTRA DOENÇAS

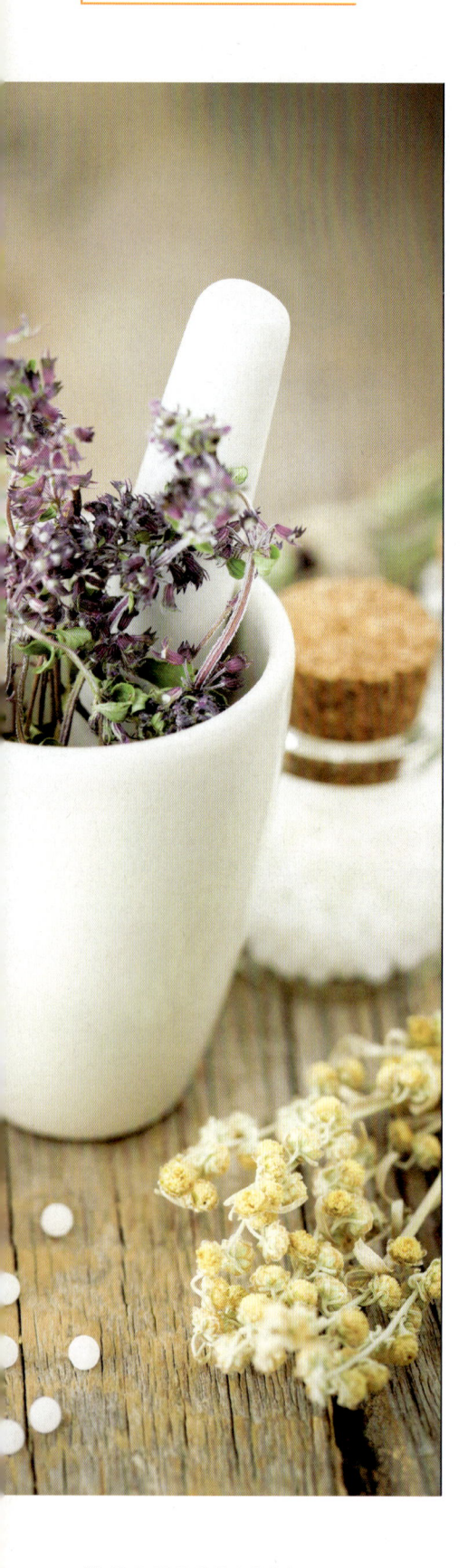

Contudo, o desenvolvimento da homeopatia ao longo dos anos tem inspirado o nascimento de várias outras vertentes da terapia. Entre elas, a escola francesa, que usa os chamados complexos homeopáticos para tratar os mais variados sintomas. Atualmente, esses remédios são encontrados em farmácias comuns e podem ser vendidos sem prescrição médica.

AUTOMEDICAÇÃO

Rudmar Moscarelli, diretor presidente da Academia Brasileira de Homeopatia Contemporânea (Abrahcon), destaca que os complexos homeopáticos podem ter ação positiva e paliativa de sintomas em pequenas afecções. Mas, apesar da venda livre, a automedicação continua sendo perigosa e deve ser evitada. Isso porque esse comportamento pode causar problemas graves à saúde. "No caso de uma febre intensa, por exemplo, o medicamento deve ser tomado a cada 10 ou 15 minutos, sem interrupção. O esquecimento ou uma dose mais baixa do que a recomendada poderá gerar a evolução do quadro e, consequentemente, a piora do paciente", explica Goshima.

É por esse e outros motivos que, em casos de patologias mais complexas, como as agudas e as crônicas, é de extrema importância consultar um médico homeopata antes de começar a tomar um medicamento. Goshima frisa que a avaliação detalhada é o melhor meio de buscar a cura pela homeopatia. Além de ser fundamental para que, por exemplo, o paciente não tente tratar com homeopatia um caso no qual a indicação seja estritamente cirúrgica.

CIÊNCIA DA INDIVIDUALIDADE

"A homeopatia não leva em consideração a patologia em si, mas a forma como ela é percebida por cada pessoa", destaca Moscarelli. Por isso, dentro dessa ciência da individualidade, pode acontecer de dois pacientes com a mesma doença terem prescrições totalmente diferentes. Este é mais um motivo para evitar a automedicação e sempre consultar um especialista.

Quando um paciente procura um médico homeopata em busca de cura, o especialista vai trabalhar para descobrir a sua personalidade homeopática. Essa definição será feita com base em características psicoemocionais apresentadas pela pessoa em seu comportamento e interação com os outros.

Goshima explica que o médico também deverá avaliar o paciente considerando detalhes mínimos. Ele vai analisar fatores externos, como clima e temperatura, até aspectos como alimentação, qualidade do sono, sonhos, traumas e possíveis sintomas internos, como desejos e aversões. O funcionamento dos órgãos e sistemas do corpo rende, igualmente, informações relevantes.

Com toda essa avaliação, o profissional chegará à personalidade predominante do paciente para que ele receba o tratamento mais indicado ao seu perfil e necessidades. Confira nas próximas páginas as características de 18 princípios ativos bastante conhecidos no meio homeopático, suas aplicações e personalidades correspondentes.

LACHESIS TRIGONOCEPHALUS: LIVRE POR NATUREZA

★ Este é o nome da maior cobra peçonhenta da América do Sul, vulgarmente conhecida como surucucu. Seu veneno pode matar com muita rapidez, pois inibe os impulsos nervosos e interfere na coagulação sanguínea. Mas, se diluído de forma correta e dinamizado de acordo com os ensinamentos da homeopatia, torna-se um medicamento muito efetivo no controle dos sintomas da menopausa, principalmente no que diz respeito às ondas de calor, mudanças de humor e à sudorese.

O paciente com personalidade predominantemente *Lachesis trigonocephalus* pode ser muito possessivo com pessoas e objetos por causa do seu forte apego aos valores materiais. Por outro lado, é muito expressivo e intenso, o que o transforma em uma pessoa de grande criatividade, animação e vitalidade. Também não gosta de ser limitado em nenhum aspecto de sua vida e costuma encontrar nas viagens um meio de escapar das limitações impostas pela rotina.

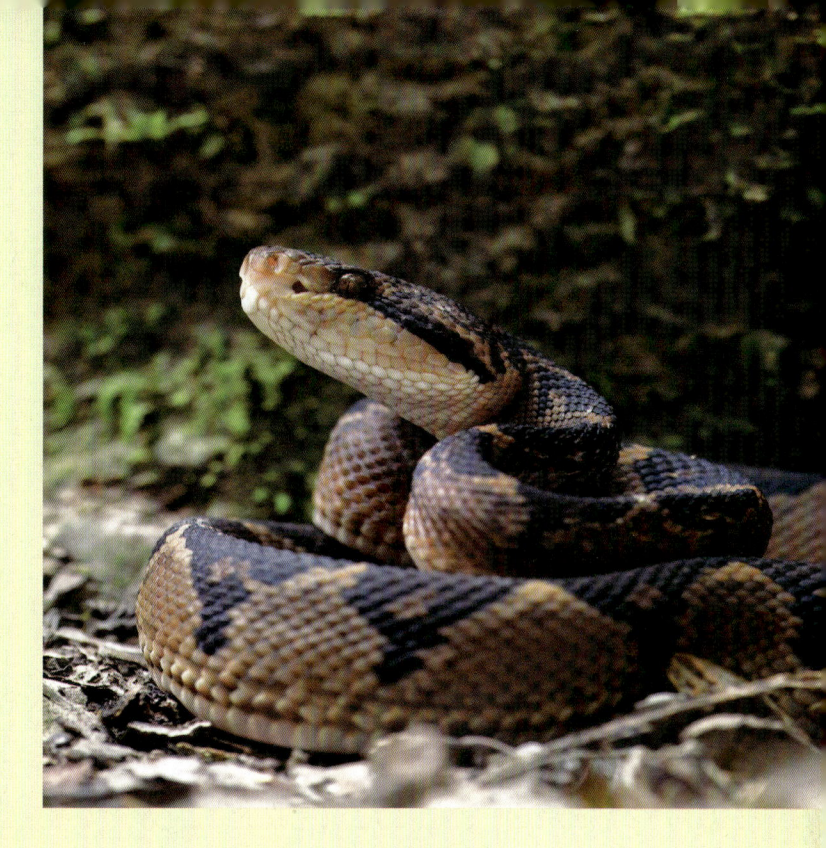

ACONITUM NAPELLUS: SEMPRE ACOMPANHADO

★ Popularmente conhecida como acônito, esta planta tem um tom de lilás lindíssimo, mas que esconde uma alta toxicidade. Os alcaloides diterpênicos presentes na *Aconitum napellus* são neurotoxinas capazes de causar taquicardia e contrações ventriculares prematuras, condições que podem levar à morte. Mas a beleza revela-se novamente em suas propriedades com ação analgésica, anticongestiva, anti-inflamatória, antipirética, cardiotônica, descongestionante, diurética, sedativa e sudorífera. Características que deram à homeopatia a possibilidade de usar a planta no tratamento de febre reumática, dores articulares, asma brônquica, problemas endocrinológicos e até fobias.

Por falar em medos, o indivíduo dessa personalidade homeopática teme muito a morte, o que pode levá-lo a estados súbitos de pânico. Cheio de inquietude, ele aprecia e prefere estar sempre acompanhado por alguém de confiança.

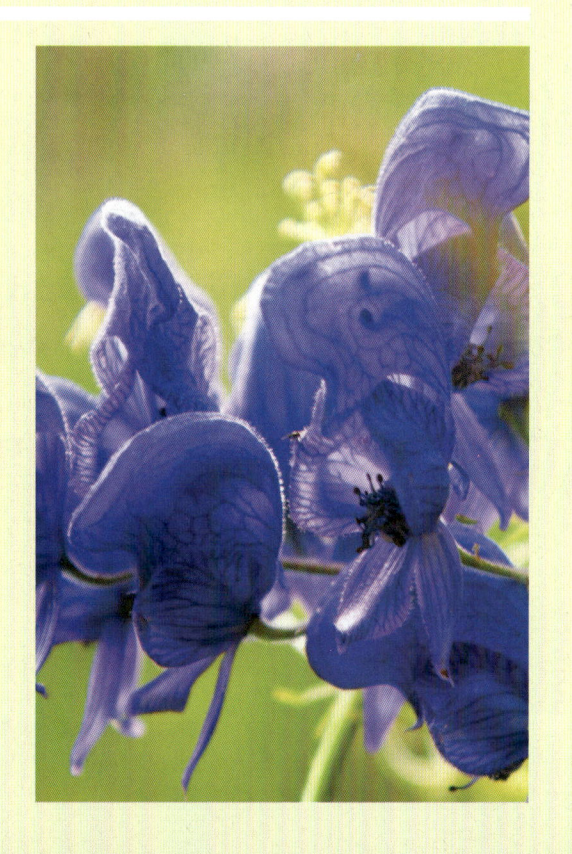

CAPÍTULO 2
TRATAMENTO NATURAL
CONTRA DOENÇAS

AESCULUS HIPPOCASTANUM:
ANGÚSTIA RAIVOSA

★ Capaz de atingir 40 metros de altura, o castanheiro-da-índia é a árvore responsável por produzir a *Aesculus hippocastanum* — ou castanha-da-índia, na linguagem popular. O fruto proporciona efeitos anti-inflamatórios, adstringentes, antiedêmicos, estimulantes, hemostáticos, vasoconstritores e vasoprotetores. Por isso, na homeopatia, é um grande aliado no tratamento de afecções circulatórias, coceiras, dores venosas, hemorroidas, varizes, eczemas e outras doenças de pele, além de ser útil no controle da sensação de peso nas pernas e nos sintomas da Tensão Pré-Menstrual (TPM).

A personalidade *Aesculus hippocastanum* pode viver em uma angústia constante. Essa sensação desconfortável tende a conduzir a pessoa a estados de desânimo e irritação, que o fazem perder a calma com facilidade.

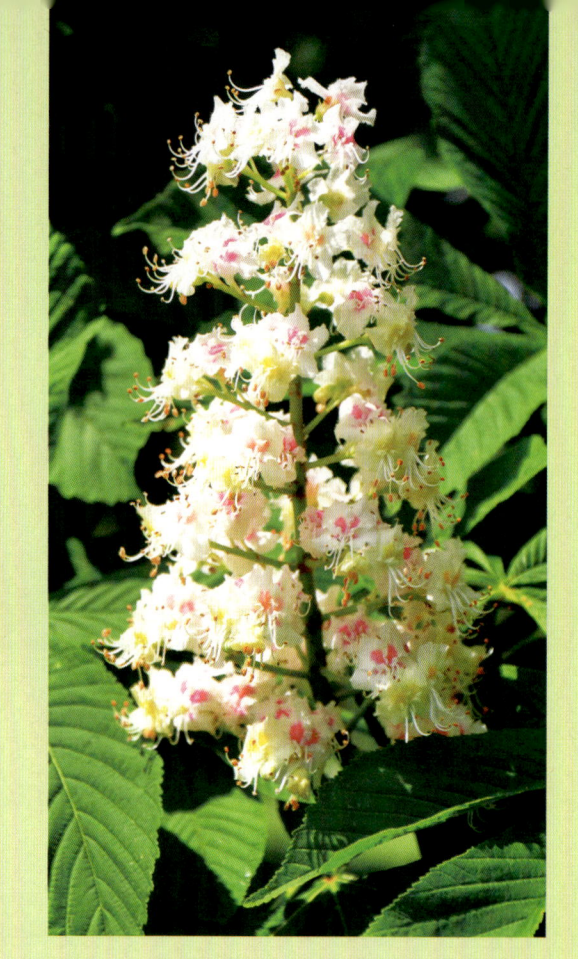

ALLIUM CEPA:
EMOÇÕES EM CAMADAS

★ Muito presente no dia a dia do brasileiro, a *Allium cepa* nada mais é que a cebola comum, cultivada há mais de 4 mil anos. Apreciado pelos gregos e romanos, seu bulbo oferece à homeopatia ativos como ferro, zinco, alumínio, prostaglandinas e essências com propriedades anti-infecciosas e antiespasmódicas. Assim como pode causar choro e espirros em muita gente, esse ingrediente tão comum na culinária é recomendado no tratamento de resfriados, rinites, dores de garganta, tosses e laringites, além de cólicas abdominais e gases.

Da mesma forma que a cebola, o indivíduo com essa personalidade homeopática é coberto por camadas ricas de uma mistura de sentimentos de todas as naturezas. Também é dono de uma grande resistência física e emocional, mas ao mesmo tempo se mostra uma pessoa sensível e meiga, que pode se desmanchar com facilidade. Essa sensibilidade, por outro lado, faz com que tenha um grande interesse em ajudar sua comunidade e trabalhar pelo bem do mundo.

ARNICA MONTANA:
SOLITÁRIO POR OPÇÃO

★ Famosa por suas propriedades que trazem alívio a lesões musculares, a *Arnica montana* costuma brotar nas regiões montanhosas da Europa. É indicada não só na homeopatia como também na fisioterapia, servindo de base para remédios que aliviam vários tipos de dor. Suas flores amarelas servem de matéria-prima para medicamentos que tratam principalmente contusões, artrite, torções e reumatismo. Quando usadas antes e depois de cirurgias, ainda podem ajudar a diminuir a tensão pós-traumática do procedimento. Embora tenha muitas propriedades curativas, a arnica é venenosa se for ingerida em grandes quantidades, pois produz uma substância tóxica, chamada helenalina, que pode causar hemorragia no aparelho digestivo.

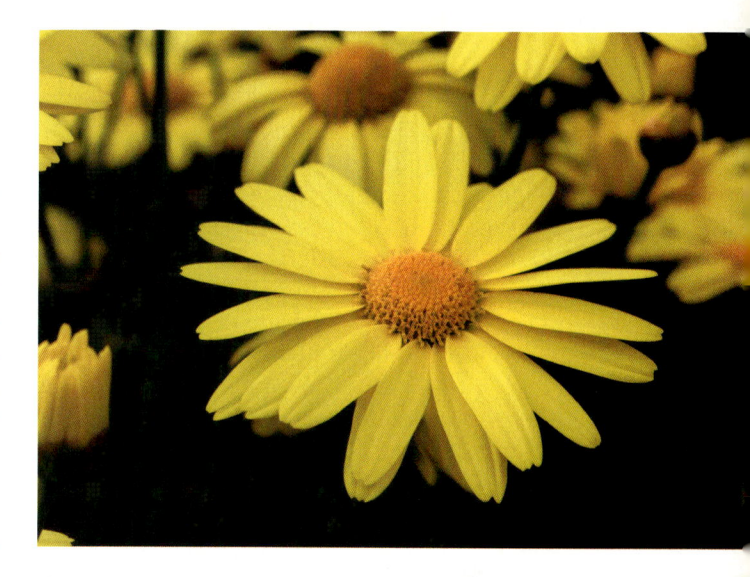

Assim como a planta que nasce ao pé das montanhas, o paciente com a personalidade *Arnica montana* procura sempre a tranquilidade de estar sozinho, pois é na solidão que se sente em paz. Ele se assusta com muita facilidade e se chateia quando há insistência das outras pessoas em conversar ou se aproximar.

DULCAMARA FLEXUOSA:
EGOCENTRISMO E PREOCUPAÇÃO

★ Planta lenhosa, com folhas ovais verde-escuras e flores violeta ou azuis, a *Dulcamara flexuosa* gosta de lugares úmidos e nasce, geralmente, em cercados e nas margens dos rios. Em seu caule, a planta abriga o alcaloide solanina, que causa convulsões e paralisia dos membros inferiores. Na homeopatia, é utilizada para o tratamento de problemas respiratórios como bronquite crônica, congestão bronquial e pneumonia, mas também é efetiva em casos de doenças de pele e infecções sexualmente transmissíveis.

O indivíduo com predomínio desta personalidade é bastante dominador e possessivo, principalmente em relação às pessoas com quem mantém relacionamentos mais próximos. Egocêntrico, tende a forçar suas opiniões para outros e fica incomodado quando as pessoas não lhe mostram a gratidão esperada. Por trás de seu tom crítico e de censura, no entanto, revela-se alguém muito preocupado com o bem-estar de seus filhos e entes queridos.

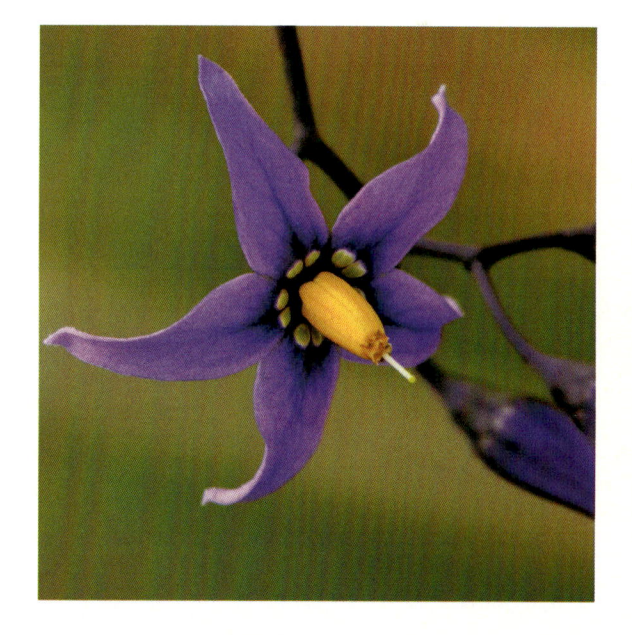

CAPÍTULO 2
TRATAMENTO NATURAL
CONTRA DOENÇAS

DROSERA ROTUNDIFOLIA:
O FAMINTO

★ Esta planta carnívora tem efeitos afrodisíacos, antibacterianos, antiespasmódicos, antitussígenos, demulcentes, expectorantes, mucolíticos e rejuvenescedores. Também conhecida como orvalho-do-sol, a *Drosera rotundifolia* é usada na homeopatia como agente na expulsão de muco, no alívio dos espasmos pulmonares e em casos de problemas respiratórios como asma, bronquite, pneumonia e tuberculose. Por ser carnívora, ainda produz um líquido ácido rico em diástases, muito semelhante às secreções humanas, o que a torna efetiva também nos casos de problemas digestivos.

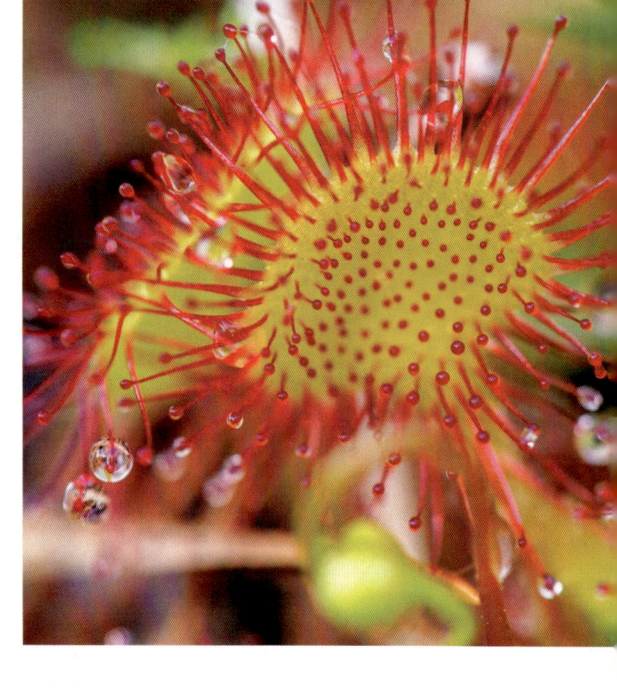

Assim como as plantas carnívoras, o indivíduo com a personalidade homeopática *Drosera rotundifolia* tem muita ansiedade voltada aos alimentos. Ele teme que vá passar fome ou que a comida possa acabar. Por isso, durante uma crise, tende a comer sem freios e sem muito critério, até tudo acabar. Disperso, enfrenta grande dificuldade em manter a concentração por muito tempo. Também é daqueles que se irritam quando alguém deixa a porta aberta ou a cadeira afastada da mesa. A raiva vem fácil, com qualquer trivialidade do dia a dia.

GELSEMIUM SEMPERVIRENS:
INQUIETUDE SOLITÁRIA

★ Nativa dos Estados Unidos e da América Central, a *Gelsemium sempervirens* foi usada pelos primeiros colonizadores para tratar dores agudas nos nervos. A planta amarela tem a capacidade de atuar sobre o sistema nervoso, diminuir a frequência respiratória, causar relaxamento e fraqueza muscular. Por isso, é usada no tratamento de neuralgias, dores de cabeça e desordens gástricas. *In natura,* todas as suas partes são tóxicas, o que a torna extremamente venenosa mesmo se ingerida em pequenas quantidades.

Na homeopatia, esse medicamento corresponde a pessoas extremamente inquietas. Diante de emoções muito fortes, como uma notícia ruim ou uma situação de alto risco, elas tendem a tremer e sofrer de paralisia passageira. Sempre tentando prever o que acontecerá no futuro, têm dificuldade para assumir responsabilidades e tendência à procrastinação no trabalho. Por se sentirem facilmente intimidadas, preferem ficar sozinhas.

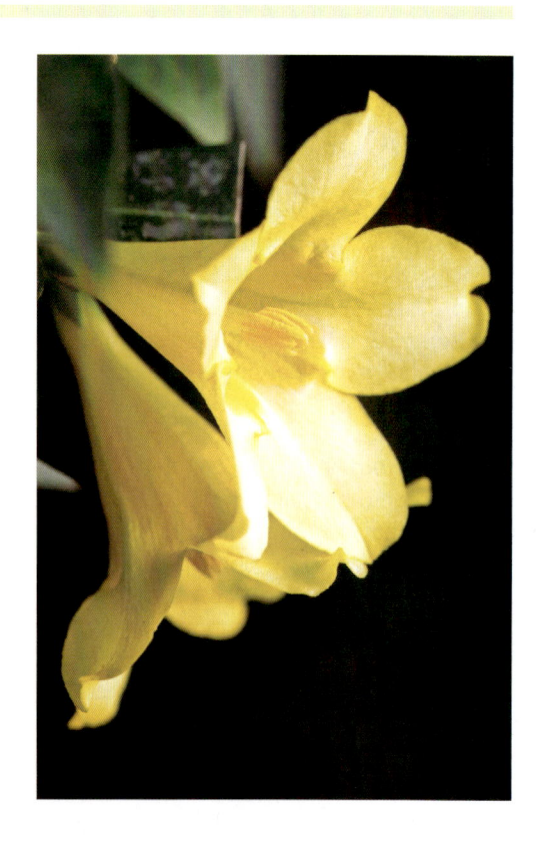

HYOSCYAMUS NIGER:
À FLOR DA PELE

★ Além do cheiro desagradável e do sabor amargo, a intoxicação por *Hyoscyamus niger* pode causar confusão mental, enxaqueca, taquicardia e até estados convulsivos. Contudo, sua dose diluída e dinamizada de acordo com os preceitos da homeopatia oferece uma série de benefícios à saúde.

Suas folhas e sementes têm efeito analgésico, antiespasmódico, diurético, sedativo, alucinógeno e hipnótico. Por isso, são muito usadas para conter ações nervosas irregulares e induzir ao sono. A combinação com outras ervas ainda torna a *Hyoscyamus* efetiva no tratamento de reumatismo, neuralgia, gota, tosse crônica e asma.

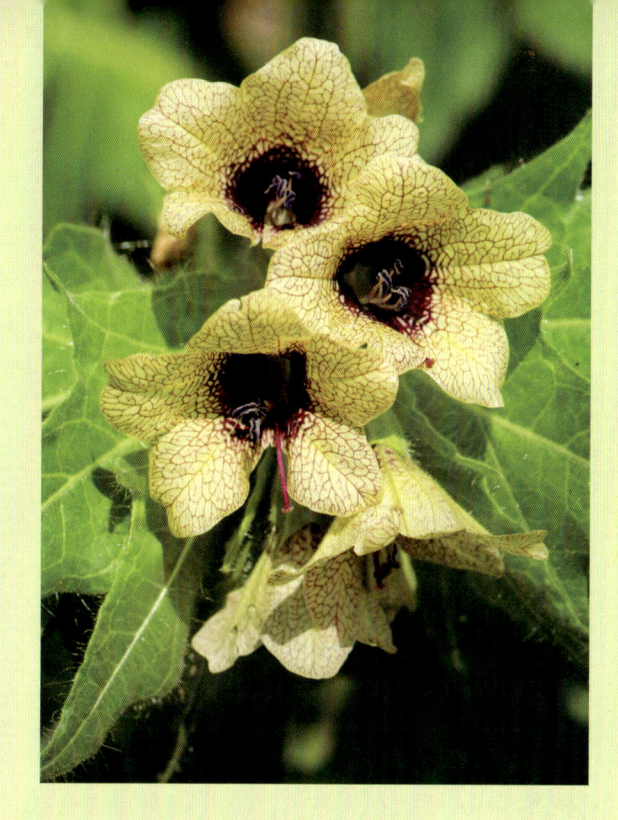

Briguentas e egocêntricas por natureza, as pessoas com predomínio dessa personalidade têm dificuldade em assumir seus erros e problemas. Também tendem a culpar os outros por seus atos, como se tivessem sido forçadas a tomar as atitudes que as conduziram ao engano. Essa intensidade se estende aos relacionamentos, com os quais sente que precisa se conectar fisicamente para dar vazão às emoções.

HYPERICUM PERFORATUM:
ANTIDEPRESSIVO NATURAL

★ *Hypericum Perforatum* é um pequeno arbusto, conhecido no Brasil como erva-de-são-joão ou hipérico. A planta, verde e amarela, é usada desde a Grécia Antiga para tratar uma série de distúrbios nervosos e casos de depressão leve ou moderada. Isso porque ela é capaz de desencadear no organismo humano os mesmos efeitos dos medicamentos antidepressivos tradicionais, como Prozac, Zoloft e Paroxetina.

As pessoas com essa personalidade homeopática tendem a ser muito sensíveis por conta da ansiedade intensa que sentem. Isso faz com que elas caiam facilmente no choro quando se machucam ou levam um susto. Cometer muitos erros na escrita e esquecer o que ia dizer durante uma conversa são outras características marcantes. No auge de seu desequilíbrio, o indivíduo predominantemente *Hypericum* pode chegar a ter a ilusão de que está ouvindo vozes de pessoas que já morreram.

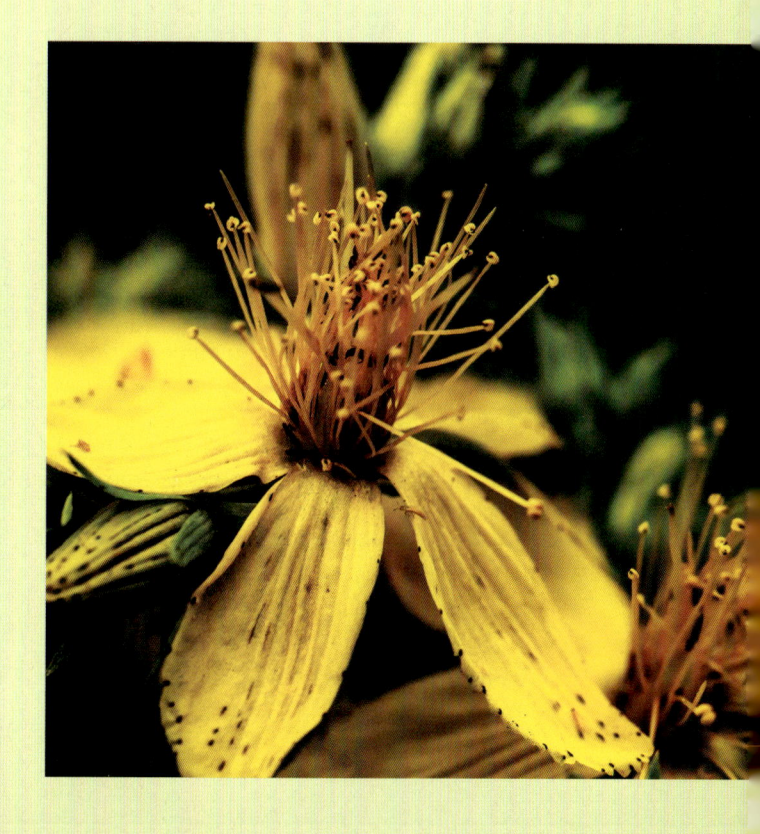

CAPÍTULO 2
TRATAMENTO NATURAL
CONTRA DOENÇAS

BRYONIA ALBA:
EXCESSO DE FUTURO

★ Trepadeira da família das cucurbitáceas, a *Bryonia alba* cresce em bosques e pradarias. De origem europeia, foi muito usada por gregos e romanos para tratar vertigens, paralisia, tosse e até epilepsia. Para fins homeopáticos, a tintura de sua raiz é extraída antes da floração.

In natura, essa parte da planta tem um cheiro bastante amargo e propriedades muito venenosas, que podem provocar a morte em questão de horas. Já diluída, a *Bryonia alba* oferece alívio para tosses secas e coceira na laringe. Ainda no trato respiratório, é indicada para casos de rinite, bronquite, inflamações na traqueia e pneumonias. No mais, oferece alívio à irritabilidade e agitação no sono.

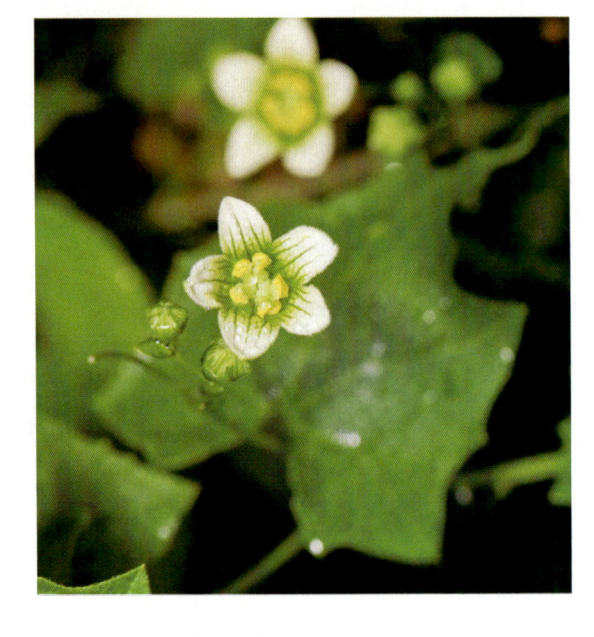

Inseguras, as pessoas com essa personalidade homeopática tendem a querer ficar sozinhas e se isolar do contato social, mesmo em momentos de dificuldade. Intensas, são extremamente irritáveis e se sentem desagradadas com facilidade. Muito ansiosas com as possibilidades que o futuro pode oferecer, estão sempre agitadas e em busca de uma nova atividade para ocupar as mãos e a mente.

LYCOPODIUM CLAVATUM:
O INTELECTUAL

★ Da família das licopodiáceas, o *Lycopodium clavatum* cresce em locais úmidos e com sombra à vontade. Conhecida como pé-de-lobo, a planta da Europa Central tem seus esporos secos usados na homeopatia por conta de suas propriedades antibacterianas, diuréticas e sedativas. Mas tome muito cuidado, pois a planta contém *lycopodinem*, um veneno que paralisa os nervos motores.

Diluída de maneira segura, essa substância é indicada para tratar pessoas com reumatismo, gota e artrite reumatoide. Também tem eficácia em casos de desordem urinária e dos rins, problemas digestivos, gastrite e irritações na pele.

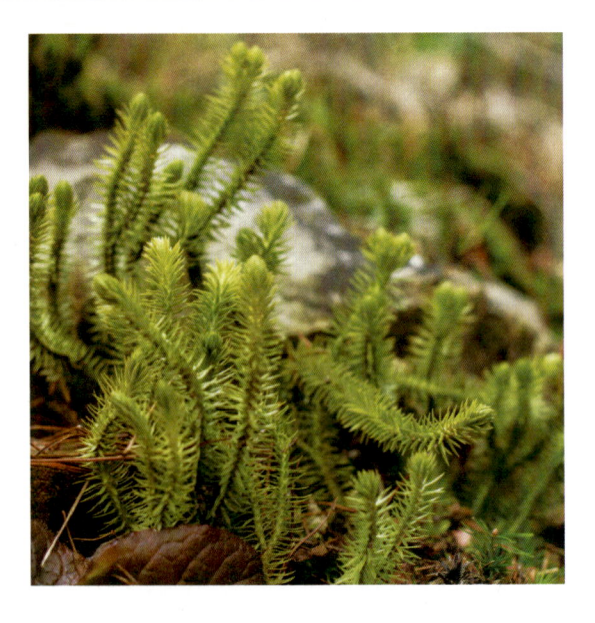

O indivíduo com essa personalidade homeopática tem as fases da vida muito bem definidas. Isso porque ele apresenta estados bem marcantes durante a infância, a vida adulta e a velhice. Mas, independentemente da idade, a pessoa *Lycopodium* tem de lidar com a falta de confiança em si e a covardia nas interações sociais, morais e físicas. Por outro lado, são muito intelectuais e inteligentes, inclinadas às profissões que envolvem leitura e estudo profundo.

NUX VOMICA: DA ARROGÂNCIA ÀS LÁGRIMAS

★ Originária da semente de uma árvore asiática chamada Vomica, a *Nux vomica* é usada na homeopatia em forma de gotas, ampolas ou grânulos. Trata-se de uma grande fonte dos alcaloides brucina e estricnina, ambos altamente venenosos. Do caule da planta ainda é possível extrair outros compostos tóxicos, como a vomicina e a colubrina.

Como medicamento homeopático, a *Nux vomica* é indicada para diversas patologias, principalmente as otorrinolaringológicas e as que afligem o aparelho digestivo. Efetiva em casos de dores de barriga, náuseas, vômitos, resfriados, coriza e obstrução nasal, também pode ser aliada no controle de distúrbios comportamentais, como ansiedade e depressão.

Justiceiras e ambiciosas, as pessoas com essa personalidade homeopática são intensamente competitivas. Muito confiantes em si, tendem a passar para os outros uma imagem de arrogância, impaciência e teimosia, mas, por outro lado, também são muito sensíveis e melancólicas, do tipo que senta e chora.

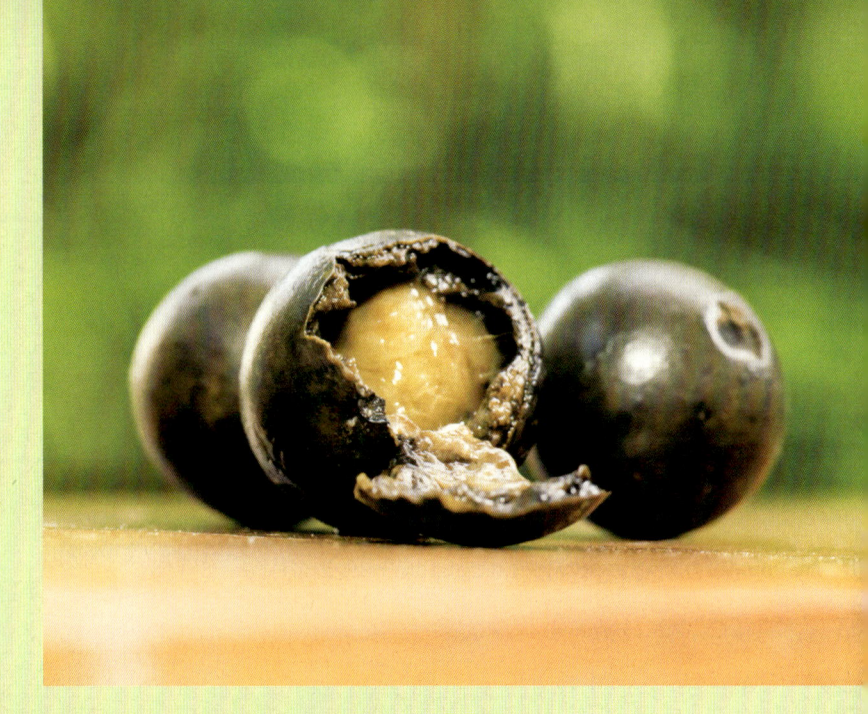

BUFO RANA: DESEJO E SOLIDÃO

★ Preparada com o líquido extraído das glândulas dorsais dos sapos, a *Bufo rana* está muito ligada à libido. Em algumas tribos indígenas, as mulheres colocavam a substância na bebida de seus maridos com o objetivo de causar redução do desejo sexual e até impotência.

A pessoa com essa personalidade homeopática tem mania de levar as mãos aos órgãos genitais com certa frequência. Devido à energia sexual exacerbada, sua mente tende a ser tomada por vulgaridades e interesse por pornografia — fato que faz com que tenha dificuldade em cultivar relacionamentos sociais e afetivos. Mas, apesar da agitação física e mental, sua alma busca e aprecia a solidão e o silêncio.

Na homeopatia, *Bufo rana* é usada para tratar questões do sistema nervoso central e nervos motores. Nas mulheres, tem muita ação no tratamento de ovários e útero, de cólicas antes ou durante a menstruação e do câncer de útero.

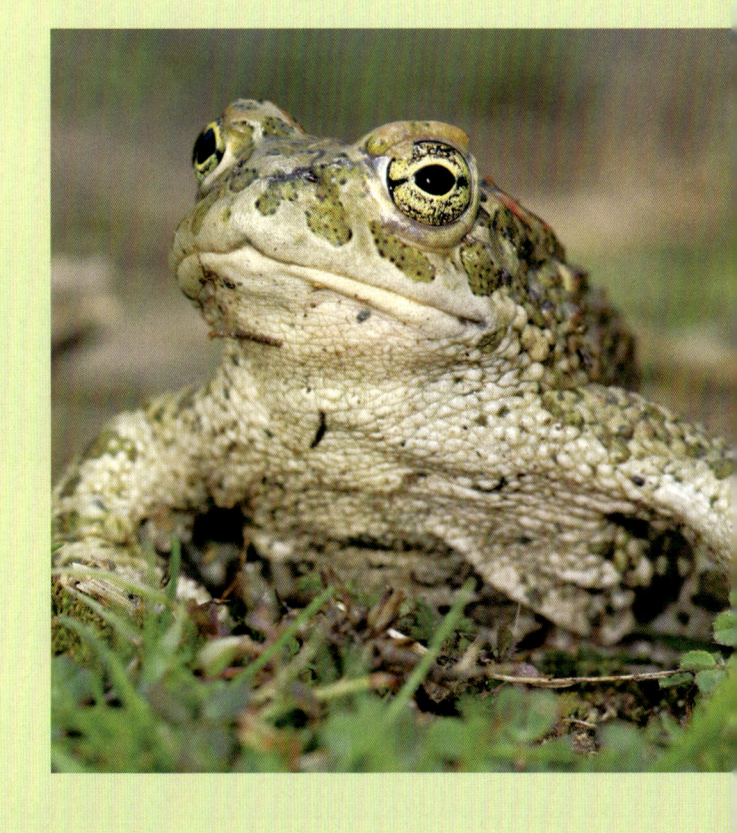

SANGUINARIA CANADENSIS:
SEMPRE EM MOVIMENTO

✳ Também conhecida como raiz-vermelha ou *bloodroot* (em inglês), a *Sanguinaria canadensis* é uma planta medicinal que pertence à família das papaveráceas. Sua seiva já foi muito usada em cerimônias de índios nativos americanos como tinta para pintura corporal.

A planta como um todo tem certa toxicidade que, em grande quantidade, pode causar vômitos. Já a raiz fresca, quando isolada, pode irritar a pele e até ser ligeiramente corrosiva. Apesar de perigosa ao natural, na versão homeopática ela é muito usada como pomada para tratar eczemas e matar fungos, além de inibir o aparecimento de placa bacteriana, lombriga, câncer de pele e verrugas. Isso porque a planta tem propriedade antibacteriana, emética, expectorante, febrífuga, sedativa e tônico-estimulante.

A pessoa com essa personalidade homeopática está em constante agitação e não consegue ficar parada por muito tempo. A inquietação se estende, inclusive, para o momento do descanso, fazendo com que o indivíduo com características típicas da *Sanguinaria canadensis* tenha um sono conturbado.

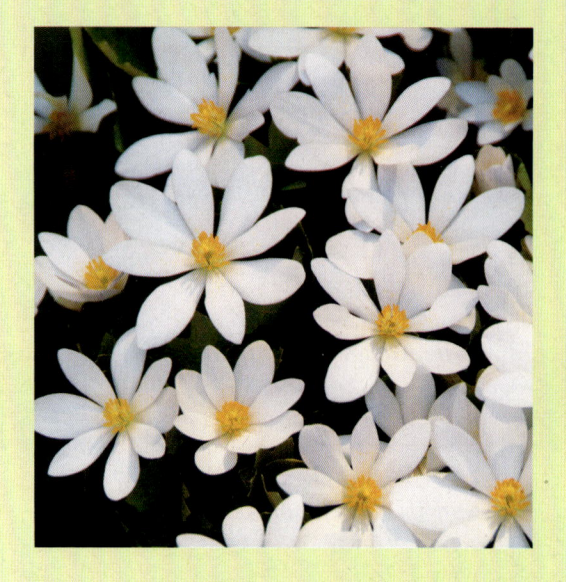

CICUTA VIROSA:
INFANTIL E CRIATIVO

✳ Vegetal venenoso e viscoso, a *Cicuta virosa* é uma flor charmosa, mas potencialmente mortal. Usada como veneno em muitos tempos da história, pode causar uma intoxicação intensa que leva a paradas respiratórias. A planta é nativa do norte da Europa e gosta de regiões úmidas e pantanosas, inundadas ou com água corrente.

Diluída de acordo com as técnicas da homeopatia, a planta torna-se um poderoso medicamento para doenças do sistema nervoso, como convulsões intensas, espasmos nos músculos cervicais e meningite cérebro-espinhal. Ela também é usada para tratar situações que envolvem soluço persistente, eczema na barba e desorientação.

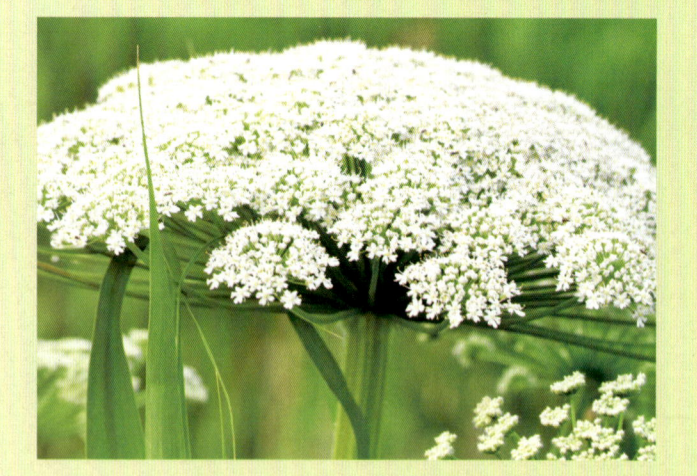

Os pacientes com essa personalidade têm tendência à tolice e podem ser facilmente iludidos por pessoas ou situações, além de terem dificuldade para externar suas emoções mais intensas. Em muitos deles, o traço infantil pode ser um desejo de busca pela criatividade e a pureza perdida na maturidade, mas também pode significar uma tentativa de fugir da realidade e das responsabilidades da vida adulta.

APIS MELLIFICA:
UM DOCE VENENO

★ *Apis mellifica* é o nome científico da abelha europeia, ou de mel. O veneno extraído do ferrão das fêmeas, e diluído como manda a homeopatia, é usado para tratar picadas de inseto, alergias, edemas, convulsões e inflamações (artrite, tendinite, conjuntivite), além de febre e outros sintomas que causam calor. Pode ser encontrado na forma de tintura, glóbulos ou pomada.

Pessoas com predomínio dessa personalidade homeopática são trabalhadoras, eficientes e organizadas. Estão sempre em movimento. Quando em harmonia, doam-se incondicionalmente, com doçura e atenção, pois têm um forte espírito de cooperativismo, assim como as abelhas. São classificadas como um tipo forte, com os pés sempre no chão, mas também têm um lado irritável e emotivo, que as faz chorar com facilidade. Líderes natas no bom sentido, conseguem comandar grandes grupos sem abusar da autoridade nem se apegar às altas posições, usando sua capacidade de manipulação para direcionar as tarefas em prol de um bem comum.

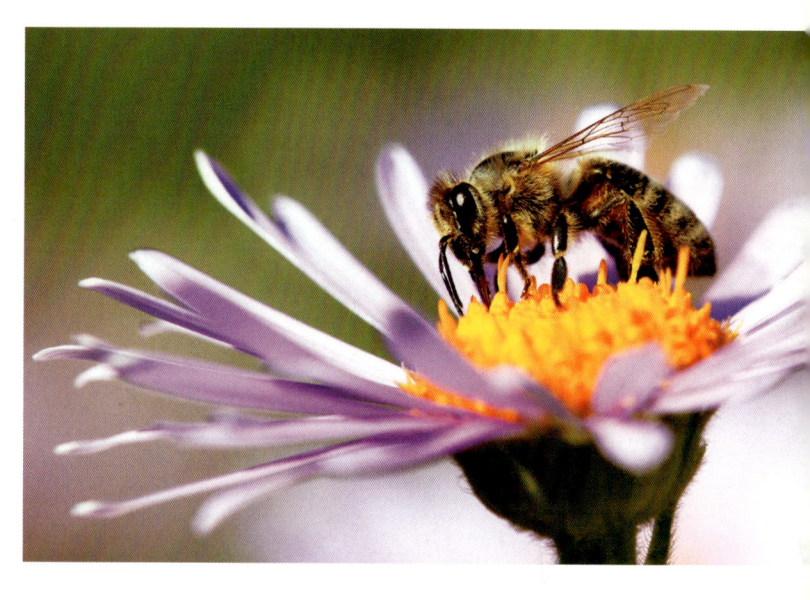

ATROPA BELLADONNA:
DA VIOLÊNCIA À ABNEGAÇÃO

★ Uma das plantas mais tóxicas do hemisfério norte, a *Atropa belladonna* servia de narcótico no Antigo Egito e era ingrediente de bruxarias na Europa medieval. Seu nome científico deve-se ao fato de também já ter sido matéria-prima de um cosmético italiano que dilatava as pupilas, deixando as mulheres mais belas. Mas não se deixe enganar pela aparência inofensiva: seu fruto causa febre alta, delírios, cegueira, taquicardia e retenção urinária. Já a ingestão de uma única folha pode levar à morte. Por isso, suas doses homeopáticas são indicadas justamente para tratar febre alta, com prostração, além de ser um poderoso anti-inflamatório para estados gripais. Na alopatia e na fitoterapia, por sua vez, a planta é utilizada para tratar espasmos, asma, úlceras, bradicardia e os sintomas da doença de Parkinson.

Essa personalidade homeopática tende a ser vivaz e divertida quando está bem, mas revela-se delirante e violenta quando doente. Um traço marcante é a benevolência, que pode levar à anulação completa de si pelo bem do outro. Se em excesso, essa renúncia pode acabar culminando em situações de subjugação.

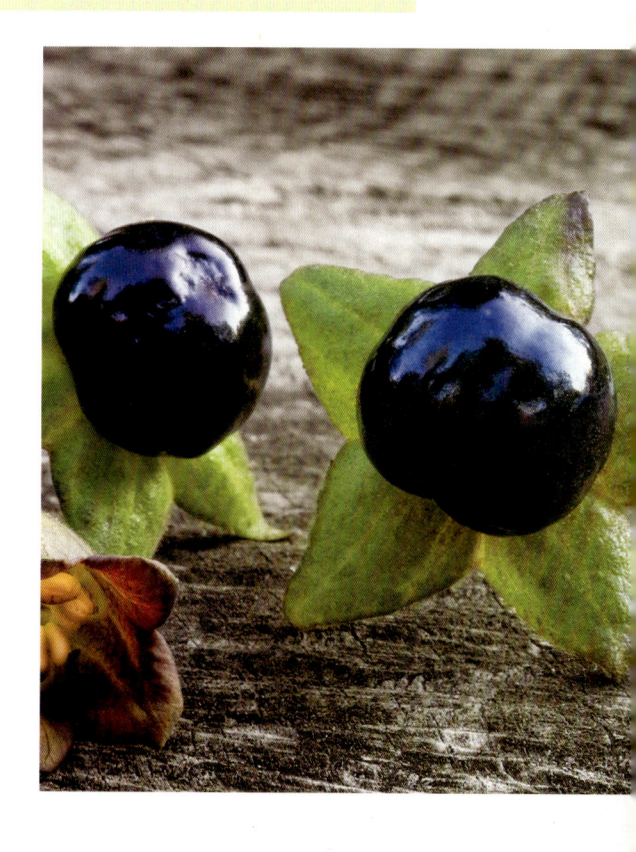

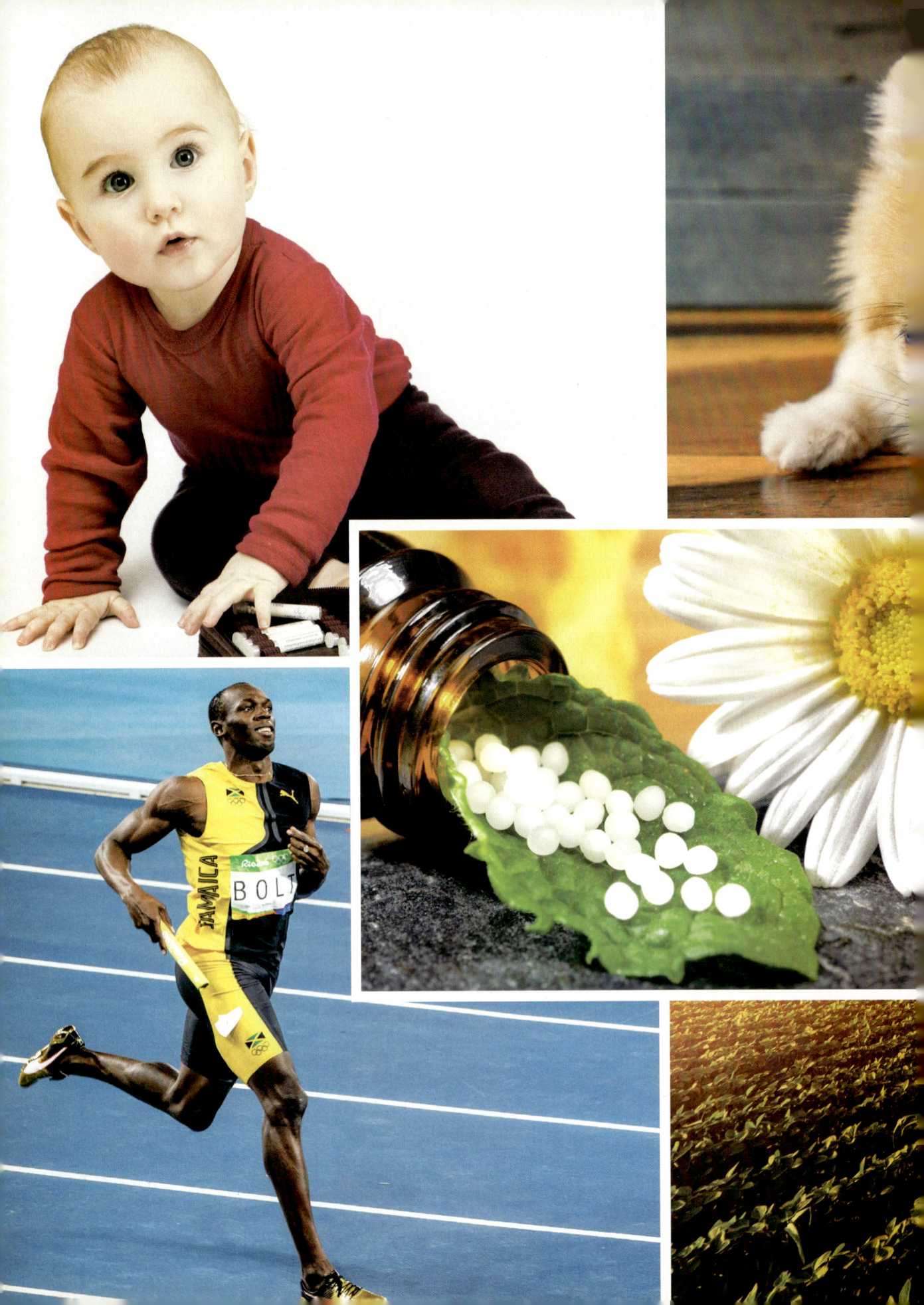

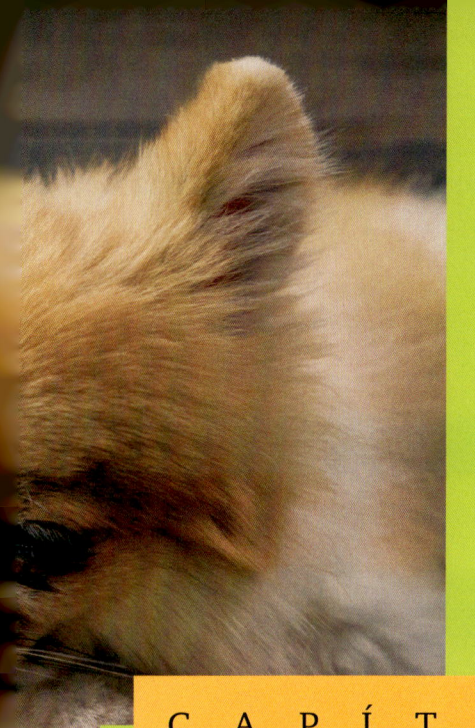

CAPÍTULO 3

UM PRINCÍPIO, MUITAS *aplicações*

Veja como os medicamentos homeopáticos são utilizados para tratar crianças, atletas, plantas, animais e até quem tem medo de dentista

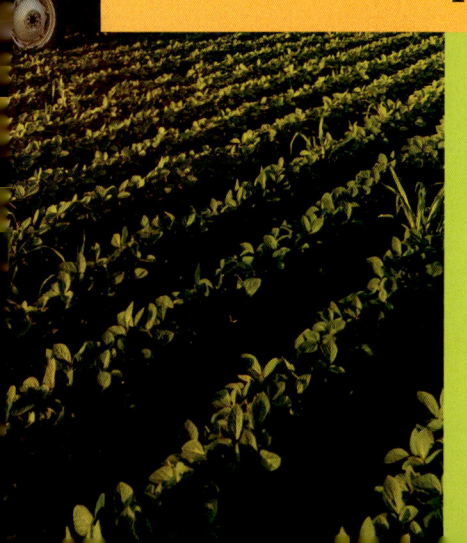

CAPÍTULO 3
UM PRINCÍPIO,
MUITAS APLICAÇÕES

CRIANÇAS

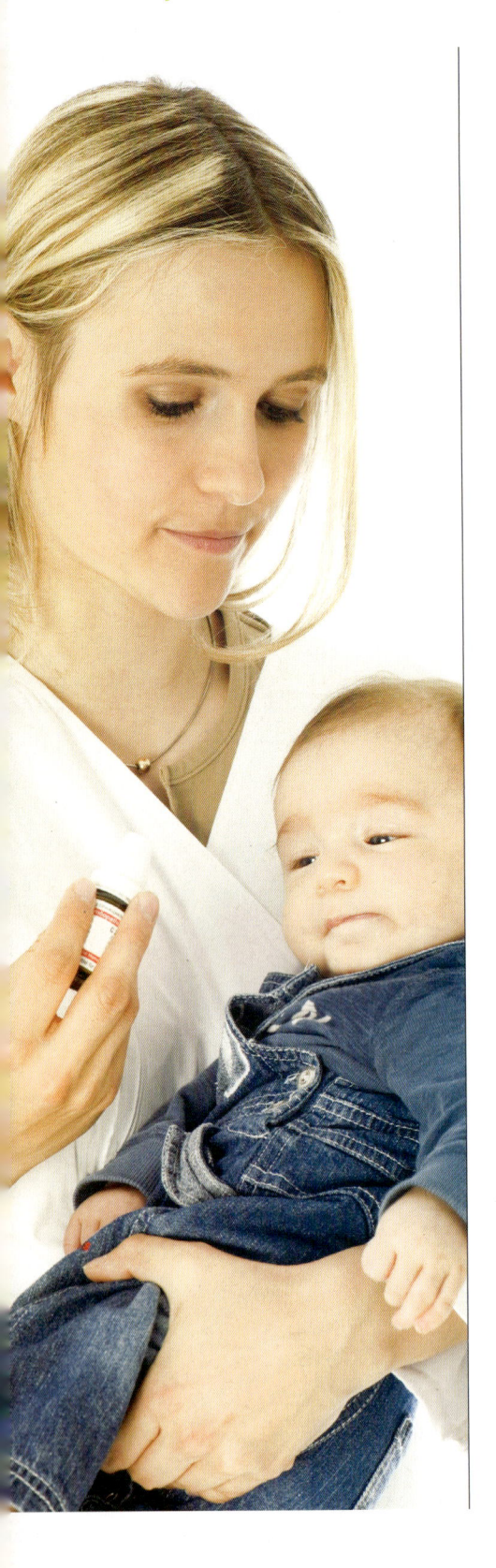

A favor da saúde infantil

Em um mundo cada vez mais preocupado em aproveitar os benefícios de uma vida natural, não é nenhuma surpresa deparar-se com o aumento da procura por métodos alternativos quando o assunto é cuidar da saúde dos filhos. Entre eles, a homeopatia merece destaque especial, mesmo que algumas pesquisas científicas digam que o benefício desse tipo de medicamento não passe de efeito placebo. "Com uma história de mais de 200 anos, essa especialidade médica vem conquistando mais e mais adeptos que acreditam no poder e na efetividade de terapias alternativas", diz o médico pediatra e homeopata Yechiel Moisés Chencinski, autor do livro *Homeopatia Mais Simples do que Parece*.

Foi essa credibilidade secular que levou a família do garoto Gabriel a apostar suas fichas no método hahnemanniano. Logo depois que começou a frequentar a escola, o menino passou a ter crises de otite, mas o tratamento com antibióticos deixava-o enjoado e sem apetite. Antes dos 2 anos, foi diagnosticado com uma infecção ainda mais grave e ficou internado no hospital por 12 dias.

Diante desse quadro de sucessivas reincidências, sua mãe, a analista de comunicação e marketing Hanna Estevam, decidiu recorrer a métodos complementares que ajudassem a prevenir uma nova crise. "O médico me alertou sobre a quantidade de antibióticos em seu organismo e sugeriu que eu tomasse cuidado, pois era possível que o corpo começasse a resistir aos medicamentos. Por isso, comecei a pensar na homeopatia como uma forma preventiva, para melhorar o seu sistema imunológico", contou Hanna em entrevista para a revista *Viva Saúde*.

Hoje em dia, passados sete anos, o menino dificilmente adoece. "Quando apresenta febre, opto pela alopatia para ter um resultado rápido, mas tento sempre aliar com a homeopatia. Faço acompanhamento com pediatras homeopatas e ainda uso o método para prevenir rinite e resfriados", diz a mãe.

Reconhecido pela Associação Médica Homeopática Brasileira (AMHB) e também pelo Conselho Federal de Medicina (CFM), o método é seguro e recomendado para todas as idades, inclusive para os pequenos. "É ideal para quem busca tratamentos que levem em conta a criança como um todo: o corpo, o estado emocional e o comportamento. Além disso, a homeopatia utiliza medicação natural e não provoca efeitos colaterais", revela Roberto Debski, médico especialista em medicina integrativa.

Você deve ter ouvido aquele ditado popular que diz que "é preciso cortar o mal pela raiz". Com a homeopatia é assim. Quando o paciente adentra o consultório, o médico ou terapeuta homeopata irá analisar a sua situação como um todo a fim de descobrir qual a origem do problema, seja ela genética, seja ambiental. Só então, irá prescrever o tratamento, que poderá, sim, ser aliado ao convencional. "Nosso maior compromisso é com a saúde dos pacientes, e pode ser que ela seja alcançada por meio da junção de técnicas alternativas com métodos tradicionais", afirma Chencinski. Ou seja, você só tem a ganhar se experimentar e unir o melhor que os dois lados podem oferecer com o único objetivo de zelar pela saúde dos pequenos.

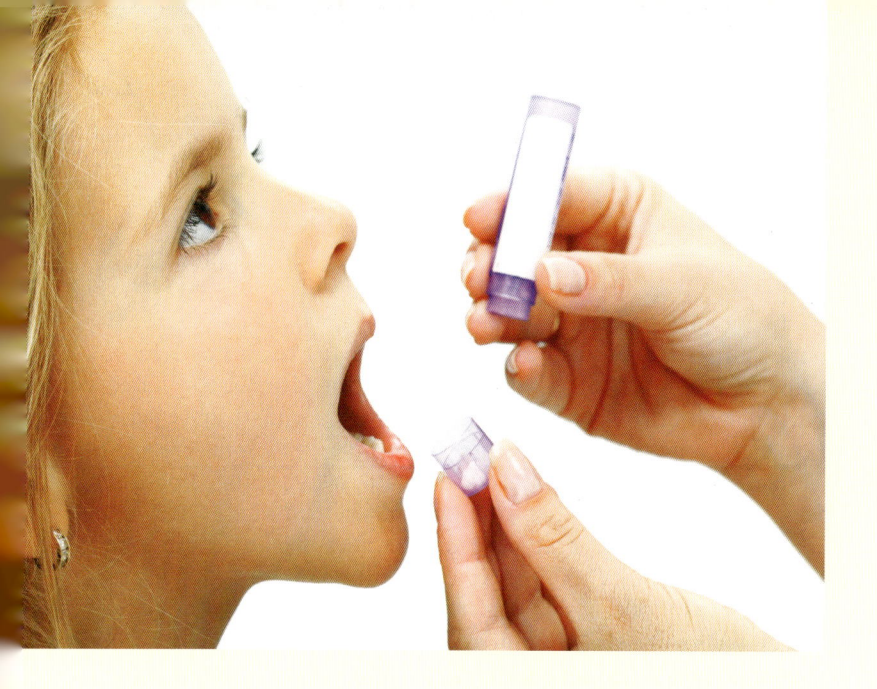

RAZÕES PARA EXPERIMENTAR

Outro benefício do método é que ele serve tanto para problemas agudos, como uma crise de rinite, quanto para os crônicos, a exemplo dos casos de hiperatividade infantil. "Também pode ser usado como medida preventiva ao corrigir desequilíbrios do organismo. Afinal, não devemos esperar que as crianças adoeçam para só então buscar a melhor solução", diz Debski.

Ainda não está convencido de que seria uma boa ideia implementar a homeopatia na vida do seu filho? Pois saiba que, além de tratar a causa do problema e não mascarar os sintomas, os medicamentos homeopáticos, mesmo quando feitos à base de substâncias tóxicas, não possuem quantidade de princípio ativo suficiente para comprometer o organismo em desenvolvimento dos pequenos ou sobrecarregar seu sistema imunológico, como costuma ocorrer com antibióticos e outros remédios alopáticos. "É um método que ajuda na limpeza e reorganização das informações do DNA", defende Eliete Fagundes, coordenadora do curso tradicional de formação em Ciência da Homeopatia do Instituto Tecnológico Hahnemann, em Minas Gerais.

De acordo com a especialista, isso significa que a homeopatia favorece a harmonização dos genes, fazendo com que o corpo deixe de despertar heranças genéticas desfavoráveis, que podem vir a ser o estopim de uma doença no futuro. Assim, lançar mão da estratégia traria benefícios tanto a curto quanto a longo prazo.

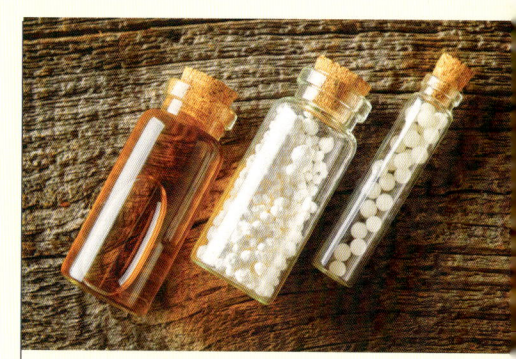

ENTENDA CADA TIPO DE APRESENTAÇÃO

A maneira de ingerir os remédios não influencia a ação da homeopatia e não depende do tipo de doença. Pode-se encontrar medicamentos em tablete, creme, gel e várias outras formas de apresentação que vão muito além das conhecidas "bolinhas de açúcar". As mais usuais são:

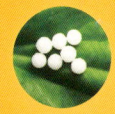

GLÓBULOS
É a forma mais indicada a crianças, por não conter álcool. Depois de diluída e dinamizada, a substância é pulverizada em bolinhas de lactose (o açúcar do leite).

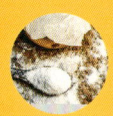

PÓ
Útil quando as crianças são muito pequenas.

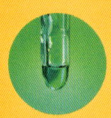

GOTAS
São administradas geralmente para doses únicas. Os líquidos são mais recomendados a diabéticos ou pacientes sensíveis a lactose.

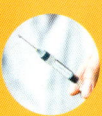

INJETÁVEL
É raro no Brasil, mas comum em outros países.

CAPÍTULO 3
UM PRINCÍPIO, MUITAS APLICAÇÕES

CRIANÇAS

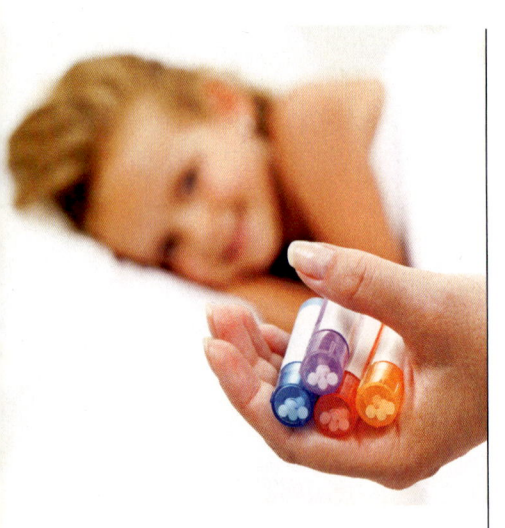

CUIDADOS COM A AUTOMEDICAÇÃO

Caso seja necessário ministrar algumas doses a seu filho, tome cuidado. O pediatra e homeopata Yechiel Moisés Chencinski explica que os pais podem sentir falta de um conhecimento médico para diagnosticar o problema. "Muitas tosses parecem iguais. Quando a criança começa a tossir, fica difícil saber se você está lidando com um resfriado, uma gripe, laringite, bronquite, pneumonia, engasgos ou um refluxo. Assim, fica complicado distinguir para poder medicar", diz o médico. Pior: se você errar na escolha do remédio, além de retardar o tratamento, pode favorecer a progressão do problema. Apesar disso, há situações em que os pais podem, sim, medicar a criança. "Existem compostos que podem ser iniciados em casa, desde que o pai ou a mãe já tenham tido orientação do homeopata de como e quando realizar esse processo", conta Osvalmira Coutinho, homeopata do Centro Multidisciplinar Fluminense (RJ).

QUERO ADERIR. E AGORA?

A primeira coisa que os pais devem fazer quando decidem optar por introduzir a homeopatia à vida dos pequenos é ler a respeito. Assim, fica mais fácil entender a dinâmica das consultas, da avaliação e dos tratamentos. "Sites oficiais, como o da Associação Paulista de Homeopatia (http://aph.org.br) e o da Associação Médica Homeopática Brasileira (www.amhb.org.br) são bons lugares para começar", recomenda Chencinski.

Também vale pedir indicações de profissionais a alguém que já tenha levado seus filhos e obtido um resultado positivo. "Antes de ir ao consultório, reúna a maior quantidade possível de informações sobre você e sua família, como hábitos nocivos e doenças passadas. Isso vai ajudar o pediatra homeopata a identificar as desarmonias do pequeno", sugere Eliete. "Procure esclarecer todas as suas dúvidas com o médico durante a consulta e certifique-se de que ele é um profissional acessível para tirar dúvidas em momentos de urgência, especialmente por estarmos falando de bebês e crianças pequenas", complementa Debski.

É importante compreender, contudo, que uma forma terapêutica não exclui a outra. Isso quer dizer que usar exclusivamente uma técnica pode não ser a melhor saída para quem quer se livrar de alguns problemas que teimam em persistir e comprometem a vida das crianças.

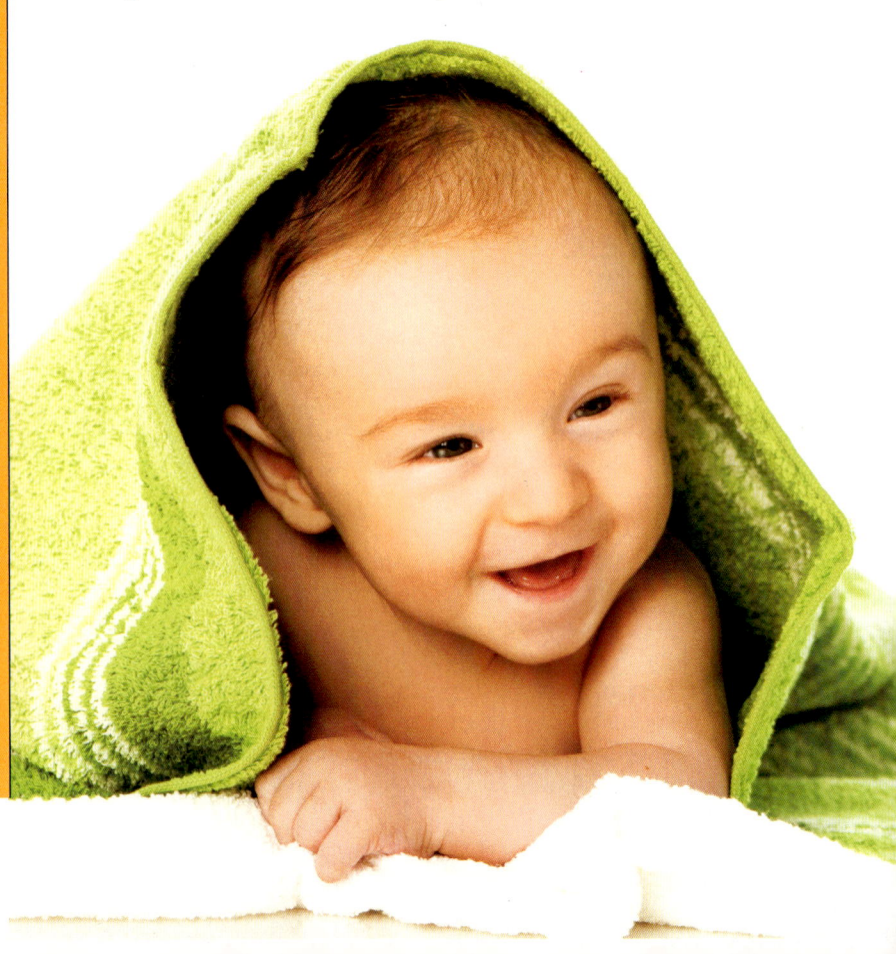

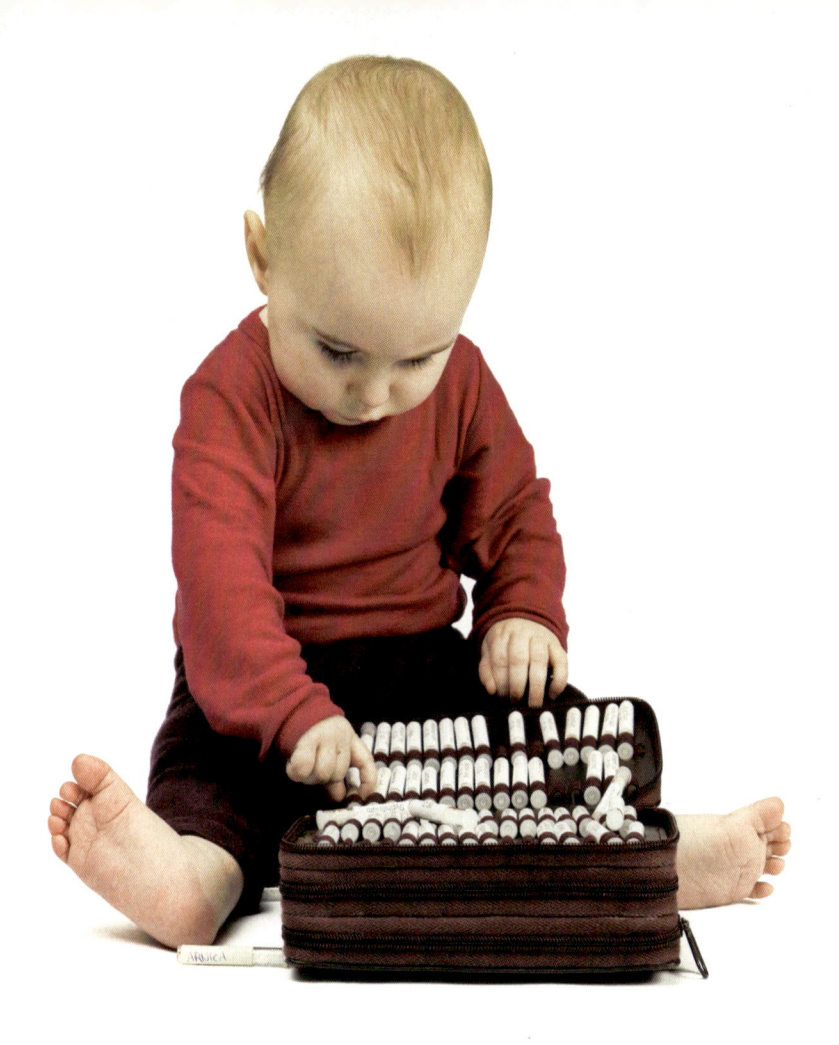

CUIDADO INTEGRADO

A homeopatia pode acabar com quadros mais sérios e de longa data. Já em outras situações, é possível que a alopatia garanta um resultado mais imediato. O importante é não eliminar completamente nem uma, nem outra terapia. Você pode realizar tratamentos predominantemente homeopáticos, mas esteja sempre aberto ao que o pediatra indicar. "Pode ser alopatia, homeopatia, fitoterapia, acupuntura... Desde que seja reconhecido e ético", diz Chencinski.

De quebra, a terapia homeopática fortalece a relação médico-paciente desde a infância e, como um dos elementos fundamentais da terapêutica, promove a humanização da medicina. Além disso, estimula o autocuidado e a autonomia do paciente, reduzindo a demanda por intervenções hospitalares.

TODA HORA É HORA

No que diz respeito à duração das terapias, ela varia de acordo com o tipo de doença e com o tempo em que o problema de saúde se faz presente. Mas é possível ver resultados já no primeiro mês. Basta começar. Não há momento para iniciar com a homeopatia. Independentemente de seu filho ter 3 meses, 2 ou 10 anos, que tal dar um pulo no consultório para ver o que a técnica pode fazer pela saúde dele?

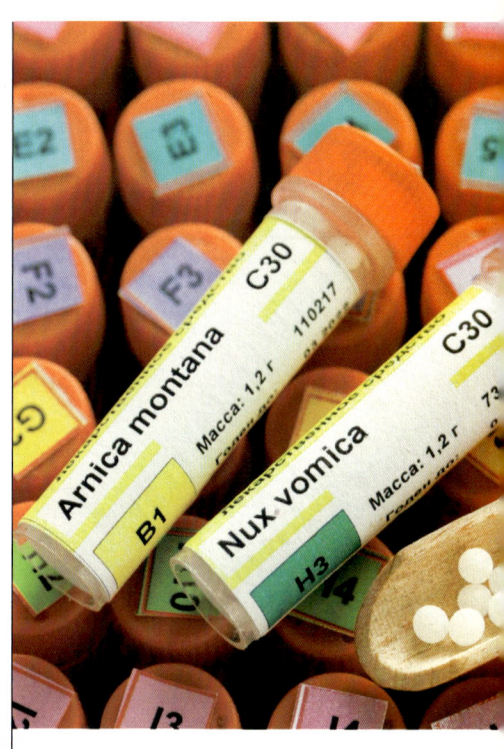

MALETA DE PRIMEIROS SOCORROS

Vale a pena ter em casa alguns medicamentos homeopáticos, mas atenção: não saia por aí enchendo a criançada de remédios sem o aval de um pediatra. Só ele poderá definir as doses corretas a serem administradas. Confira alguns itens:

- *Arnica montana* – contusões leves
- *Belladonna* – febre
- *Hydrastis* – rinite aguda
- *Gelsemium* – resfriados
- *Ledum ou Apis* – picadas de inseto
- *Nux vomica* – intoxicação alimentar
- *Thuya* – infecções
- *Calcarea phosphorica* – alergias

CAPÍTULO 3
UM PRINCÍPIO, MUITAS APLICAÇÕES

ATLETAS

INSPIRE-SE NOS *campeões*

Atletas olímpicos e paralímpicos recorrem a fórmulas homeopáticas para aliviar dores e manter o rendimento lá em cima

Durante os Jogos Olímpicos de 2016, no Rio de Janeiro, vários atletas quebraram recordes, ganharam medalhas e deram exemplos marcantes de solidariedade. Mas nenhum deles atraiu tanto os holofotes quanto o velocista jamaicano Usain Bolt, que conseguiu a façanha de sagrar-se tricampeão olímpico consecutivo em duas modalidades: nos 100 e nos 200 metros rasos, além do bicampeonato no revezamento 4x100 m. O que pouca gente sabe é que o homem mais rápido do mundo, considerado uma lenda viva do esporte, é frequentador assíduo de uma clínica em Munique (Alemanha) especializada em homeopatia.

Desde os 16 anos, Bolt se trata com glóbulos e gotas de substâncias ultradiluídas — além de outras práticas integrativas e complementares, como fitoterapia e acupuntura — para melhorar sua resistência física e amenizar dores provocadas por uma escoliose que tem desde o nascimento e que o deixa mais suscetível a sofrer lesões. O método aplicado no jamaicano é chamado pelos médicos alemães de "núcleo de infiltração" e consiste na aplicação de preparados homeopáticos que são injetados no local onde a dor é recorrente, acelerando a recuperação do paciente.

Outros atletas que lançaram mão da técnica foram a ex-corredora britânica Kelly Holmes, o ex-tenista alemão Boris Becker e o ex-jogador de futebol da seleção brasileira Ronaldo.

BENDITA ARNICA

Um dos remédios homeopáticos mais famosos no mundo é feito à base de arnica. O nome dessa flor — que tem mais de 30 espécies — significa "pele de cordeiro" devido a suas folhas macias, de toque aveludado. Foi com a arnica que o atleta brasileiro Julio Cesar de Oliveira, do tiro com arco, se tratou para disputar a Paralimpíada do Rio 2016.

De acordo com o chefe de homeopatia do Hospital Gaffrée Guinle (RJ), Francisco de Freitas, a substância vem ganhando força devido ao efeito preventivo e às propriedades relaxantes. "A arnica contém lactonas sesquiterpênicas, que são componentes de efeito analgésico, anti-inflamatório e antiequi-

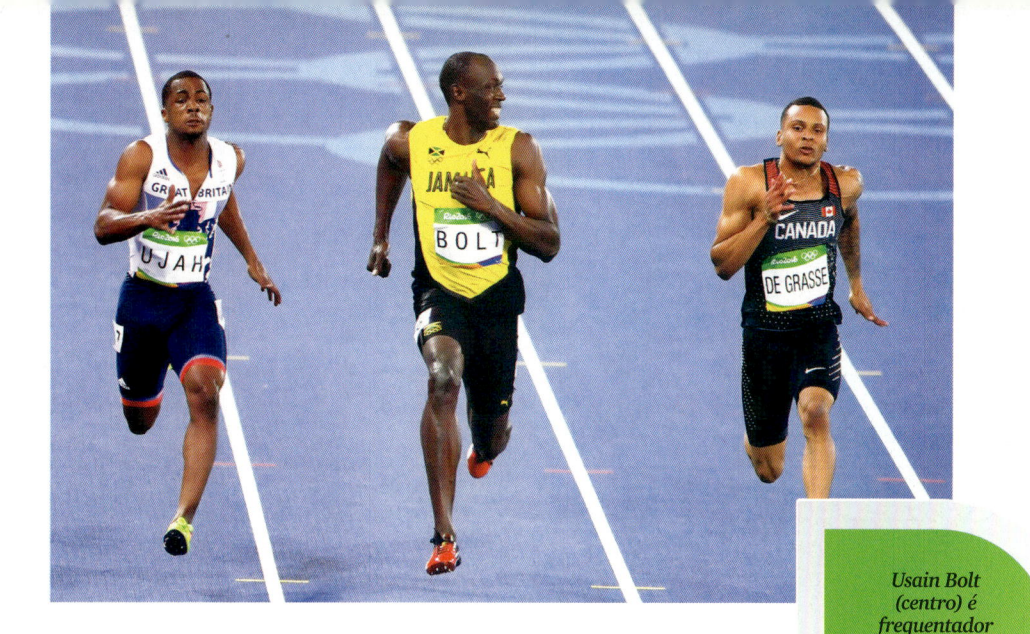

Usain Bolt (centro) é frequentador assíduo de uma clínica de homeopatia em Munique

mótico no organismo, ajudando, inclusive, a prevenir e a eliminar os hematomas", explica.

No caso de dores musculares, a *Arnica montana* unciona melhor se for aplicada o quanto antes, e pode ser utilizada inclusive por atletas profissionais, pois não é considerada proibida pelo exame *antidoping*.

CONTRA A FADIGA

Além de Julio Cesar, a seleção olímpica de futebol da França se tratou com arnica para evitar outro problema constante no universo dos atletas: a fadiga muscular. O principal motivo, segundo Freitas, é que a arnica tem função curativa, fora o fato já mencionado de prevenir dores. "A arnica é um dos remédios homeopáticos mais necessários em qualquer residência. Ela serve desde para quem não costuma praticar exercícios físicos com frequência, como forma de prevenção, até para quem já está habituado e sente dores constantes."

Ainda segundo o homeopata, a substância pode variar de acordo com as necessidades de cada paciente. Para casos mais simples, que geralmente visam à prevenção, o efeito é mais rápido. Já para quem sente dores há mais tempo ou tem lesões maiores, o efeito passa a ser de longo prazo.

FITOTERAPIA X HOMEOPATIA

Um alerta feito por Freitas é que há duas maneiras diferentes de usar a arnica, e isso pode comprometer o tratamento de um paciente ou mesmo de um atleta. "A arnica pode ter uso homeopático ou fitoterápico. Isso varia de acordo com a sensibilidade e a quantidade da substância que uma pessoa utiliza. Se for tratar o centro reativo do organismo e precisar de mais intensidade, o melhor uso é o fitoterápico, que pode causar alergias e, em casos raros, efeitos colaterais por excesso de ingestão", adverte. Já no caso homeopático, o médico afirma que a utilização é mais controlada e que não há efeitos colaterais caso o tratamento seja orientado corretamente por um profissional capacitado.

PARA SABER MAIS

Para aprofundar seus conhecimentos a respeito da arnica, vale adquirir o livro *Arnica: the remedy that should be in every home* (na tradução, 'Arnica: o medicamento que deveria estar em todos os lares'), da Editora Trafalgar Square. Nesta obra, a homeopata inglesa Phyllis Speight dá dicas para quem quer lidar com indisposições sem o uso de remédios próprios da alopatia. A publicação está disponível em inglês nos sites da Amazon (www.amazon.com.br) e da Livraria Cultura (www.livrariacultura.com.br) pelo preço de R$ 37,90.

CAPÍTULO 3
UM PRINCÍPIO,
MUITAS APLICAÇÕES

ATLETAS

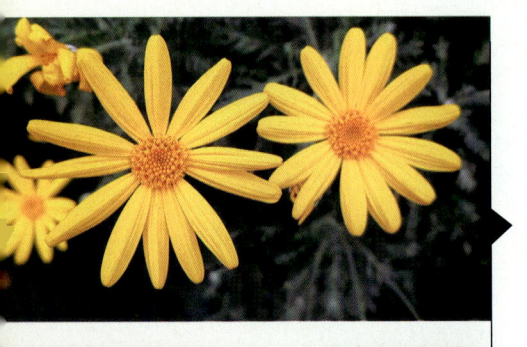

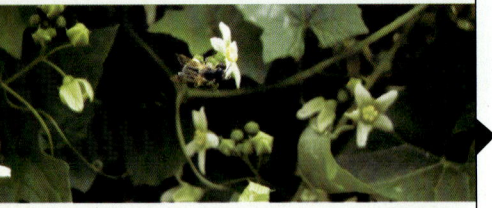

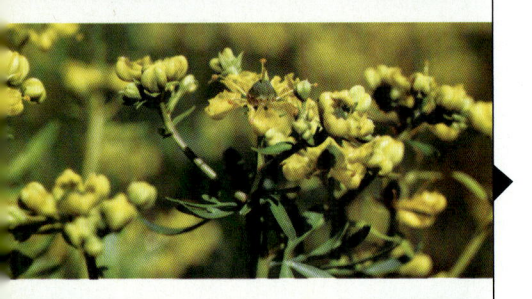

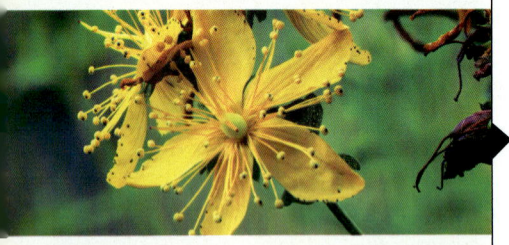

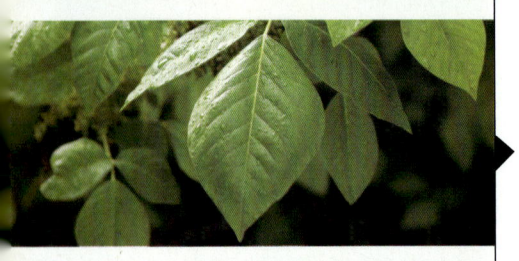

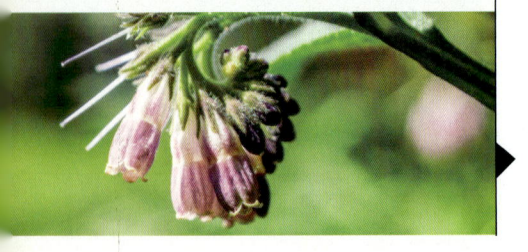

As queridinhas dos atletas

ARNICA MONTANA – ALIVIA HEMATOMAS

Previne e ameniza as manchas roxas, principalmente as causadas por pancadas e lesões nos tecidos mais moles do corpo, como coxa e panturrilha. Também é recomendada para quedas, batidas, contusões e transtorno de estresse pós-traumático. Tem efeito imediato e de longo prazo.

BRYONIA ALBA – TRATA DORES LOCALIZADAS

Auxilia no tratamento de bursite, quando mesmo o menor dos movimentos é considerado extremamente doloroso. Ajuda também a tratar joelhos desgastados, torcicolo e dores causadas por dormir do jeito errado na cama.

RUTA GRAVEOLENS – CURA LESÕES

É excelente para tratar contusões nas articulações e nos tendões flexores, como os dos tornozelos e punhos — lesões bastante comuns entre esportistas. Também é útil em casos de feridas nas cartilagens ou no periósteo (membrana que reveste os ossos), além de ser considerada a principal substância no tratamento de dores no nervo ciático, especialmente se elas forem sentidas com frequência na hora de se deitar.

HYPERICUM PERFORATUM – AMENIZA DORES NOS NERVOS

Alivia a dor especialmente em áreas como os dedos das mãos, dos pés e nas unhas. É utilizada também na odontologia após a extração de um dente, para atenuar os efeitos doloridos da cirurgia. No mais, alguns homeopatas recomendam essa substância em casos de danos no cérebro ou na medula espinhal.

RHUS TOXICODENDRON – REDUZ A DOR MUSCULAR

Atua na rigidez muscular e é eficaz em casos de estiramento por excesso de esforço ou de peso, como costuma ocorrer com quem pratica halterofilismo, por exemplo. Para pais com filhos pequenos, também é a solução para as dores provocadas por carregar as crianças nos ombros ou segurá-las no colo por muito tempo.

SYMPHYTUM OFFICINALE – LESÕES NOS OSSOS E NAS CARTILAGENS

Popularmente conhecida como confrei, é recomendada pelos homeopatas quando o atleta sofre de lesões mais antigas e crônicas, principalmente se não cicatrizaram ainda. Também cura luxações momentâneas e o formigamento provocado por lesões ósseas, sendo utilizada, inclusive, no tratamento de fraturas.

ALIADOS DOS *dentistas*

Soluções dinamizadas de arnica e erva-de-são-joão também são grandes auxiliares em tratamentos odontológicos

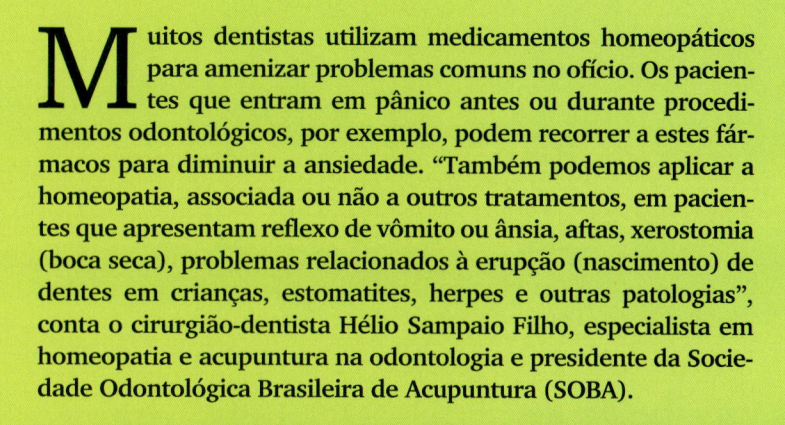

Muitos dentistas utilizam medicamentos homeopáticos para amenizar problemas comuns no ofício. Os pacientes que entram em pânico antes ou durante procedimentos odontológicos, por exemplo, podem recorrer a estes fármacos para diminuir a ansiedade. "Também podemos aplicar a homeopatia, associada ou não a outros tratamentos, em pacientes que apresentam reflexo de vômito ou ânsia, aftas, xerostomia (boca seca), problemas relacionados à erupção (nascimento) de dentes em crianças, estomatites, herpes e outras patologias", conta o cirurgião-dentista Hélio Sampaio Filho, especialista em homeopatia e acupuntura na odontologia e presidente da Sociedade Odontológica Brasileira de Acupuntura (SOBA).

Segundo o profissional, que também é membro da Associação Brasileira dos Cirurgiões Dentistas Homeopatas (ABCDH), existem diversos tipos de medicamentos homeopáticos que podem ser usados na odontologia. "A prescrição é sempre individualizada. Isso significa que tratamos o doente, e não a doença", destaca Sampaio Filho.

Arnica Montana e *Hypericum Perforatum* (conhecido no Brasil como erva-de-são-joão ou hipérico), por exemplo, são boas opções para tratar pós-operatórios cirúrgicos. O bórax (borato de sódio), por sua vez, é indicado para aftas. Já os mercúrios podem ser aplicados em casos de doenças periodontais. E a *Phytolacca Decandra* (caruru-de-cacho) é um ótimo recurso para tratar pacientes com bruxismo.

O especialista afirma que a homeopatia oferece algumas vantagens importantes em relação aos medicamentos alopáticos usados na odontologia. "Sem dúvida alguma, um dos grandes trunfos das opções homeopáticas é o baixo risco ou inexistência de efeitos adversos", conta. Sampaio Filho ainda explica que esses compostos naturais tendem a ser bem mais baratos quando comparados aos medicamentos alopáticos. "Além de sua efetividade, os homeopáticos atuam na resolução de problemas diversos do sistema estomatognático (conjunto de estruturas bucais que desenvolvem funções comuns), uma das áreas de atuação do cirurgião dentista", completa Sampaio Filho.

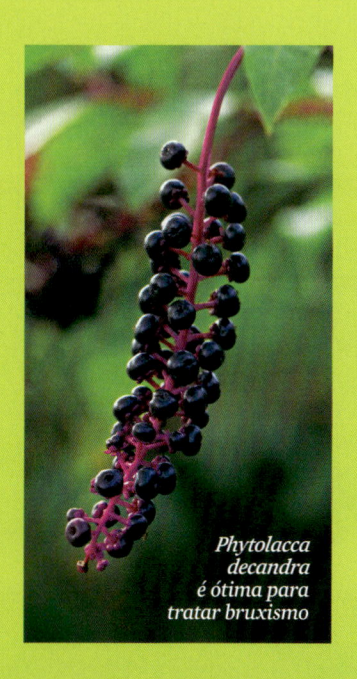

Phytolacca decandra é ótima para tratar bruxismo

CAPÍTULO 3
UM PRINCÍPIO, MUITAS APLICAÇÕES

ANIMAIS

HOMEOPATIA *veterinária*

Saiba como os princípios de Hahnemann podem ser usados para tratar todas as espécies de animais, de abelhas até bois

Durante suas experimentações, Samuel Hahnemann observou que os mesmos conceitos da similitude que se aplicavam ao tratamento de humanos podiam ser adotados em animais. O pai da homeopatia falou pela primeira vez sobre o assunto em 1813, durante uma palestra em Leipzig, na Alemanha. Na época, havia tratado seu cavalo — que estimava e também usava como meio de transporte.

Aos poucos, a homeopatia veterinária ganhou terreno. A técnica foi a primeira especialização para médicos veterinários reconhecida pelo Conselho Federal de Medicina Veterinária (CFMV). Hoje, 20% das universidades oferecem na grade curricular uma disciplina específica sobre homeopatia, segundo informações da Faculdade de Medicina Veterinária e Zootecnia da Universidade de São Paulo (FMVZ/USP). Tudo isso tem contribuído para que esta prática colecione cada vez mais adeptos — e animais curados.

PANORAMA ATUAL

A homeopatia veterinária tem se mostrado eficiente em diferentes espécies de animais desde o século XIX. E mais: o método pode ser aplicado tanto em bichos domésticos como em animais de criação, nos quais o principal objetivo é evitar efeitos colaterais e prejuízos ao meio ambiente. "Desconheço o uso não recomendável de homeopatia em qualquer espécie de animal. Já testemunhei ótimos resultados em cães, gatos, aves, peixes, abelhas e bichos da fauna em geral", afirma Maria do Carmo Arenales, diretora e proprietária do primeiro laboratório de medicamentos homeopáticos veterinários das Américas, o Arenales Homeopatianimal.

Assim como pode ser aplicada em diversas espécies, a técnica também é usada para tratar qualquer problema de saúde. Na verdade, como prega o princípio da homeopatia, a ideia é tratar o doente, e não o sintoma.

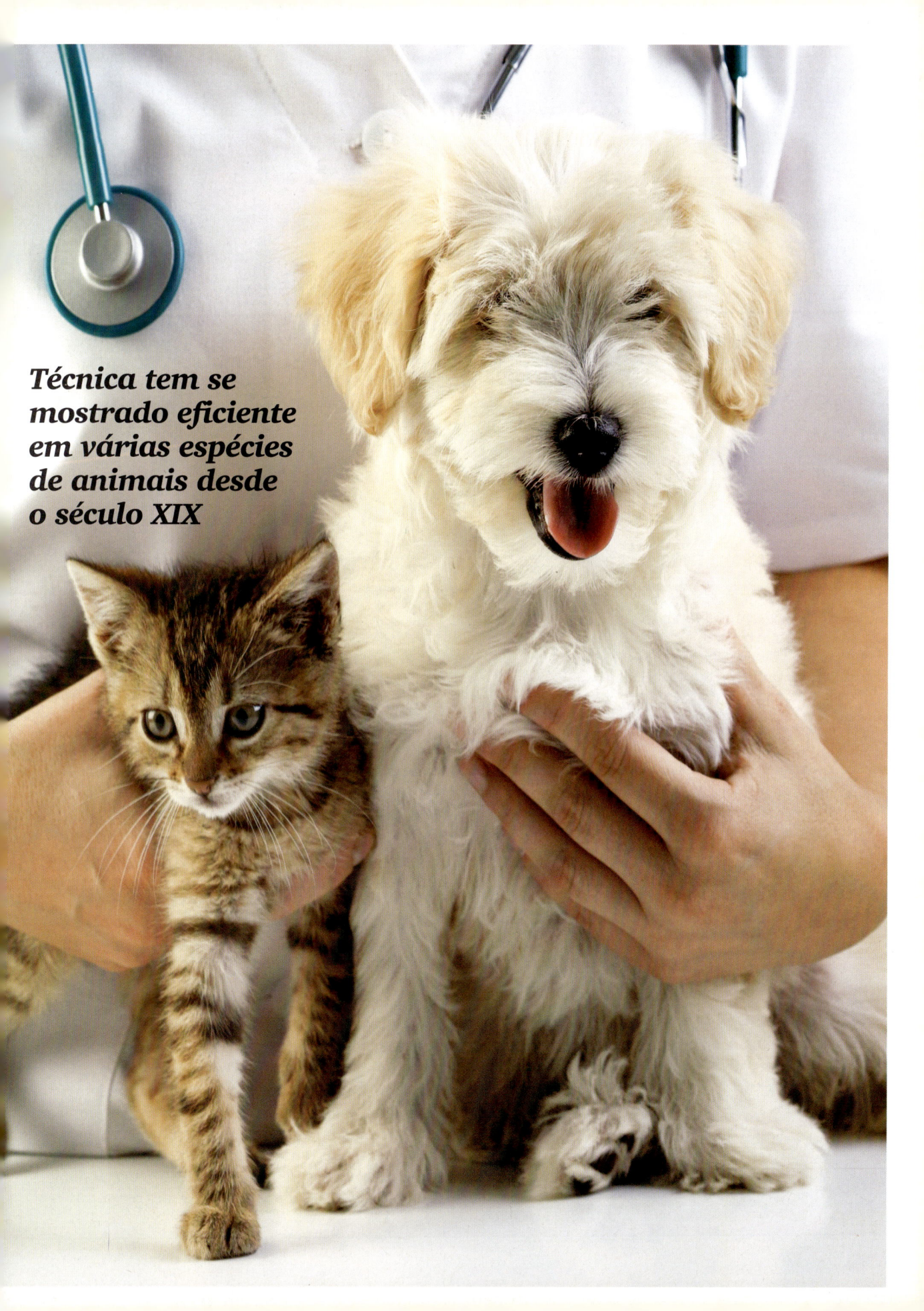

Técnica tem se mostrado eficiente em várias espécies de animais desde o século XIX

CAPÍTULO 3
UM PRINCÍPIO, MUITAS APLICAÇÕES

ANIMAIS

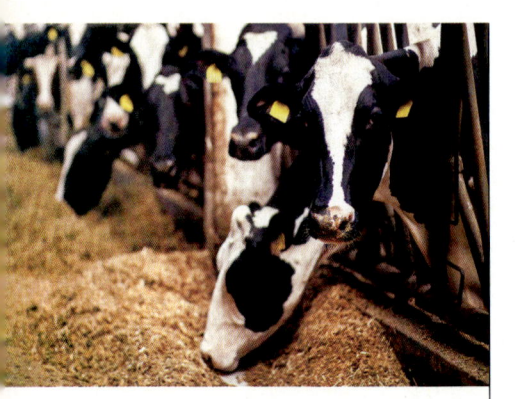

CUIDADOS EM LARGA ESCALA

Muito mais que curar cães e gatos de estimação, a homeopatia veterinária pode ser uma alternativa para os animais de criação. No Brasil, há fazendas que trocaram os hormônios e antibióticos pelos medicamentos homeopáticos.

O resultado foi uma melhor qualidade de vida não só para os bichos como também para os seus proprietários. "O grande benefício, além da sustentabilidade ambiental, é que o uso da homeopatia preserva a saúde do trabalhador rural e ainda entrega um produto de origem animal com qualidade e ausência de resíduos", comenta Maria do Carmo Arenales, diretora e proprietária do laboratório Arenales Homeopatianimal.

A prática também contribui para a redução dos custos e ameniza problemas com parasitas, como o carrapato e a mosca de chifre. Estima-se que o gasto anual com o gado de leite seja de R$ 50 por animal, em média. Com medicamentos alopáticos, esse custo subiria para algo em torno de R$ 250. Já no caso do gado de corte, o gasto anual por cabeça é de aproximadamente R$ 15 com homeopatia e R$ 25 com alopatia.

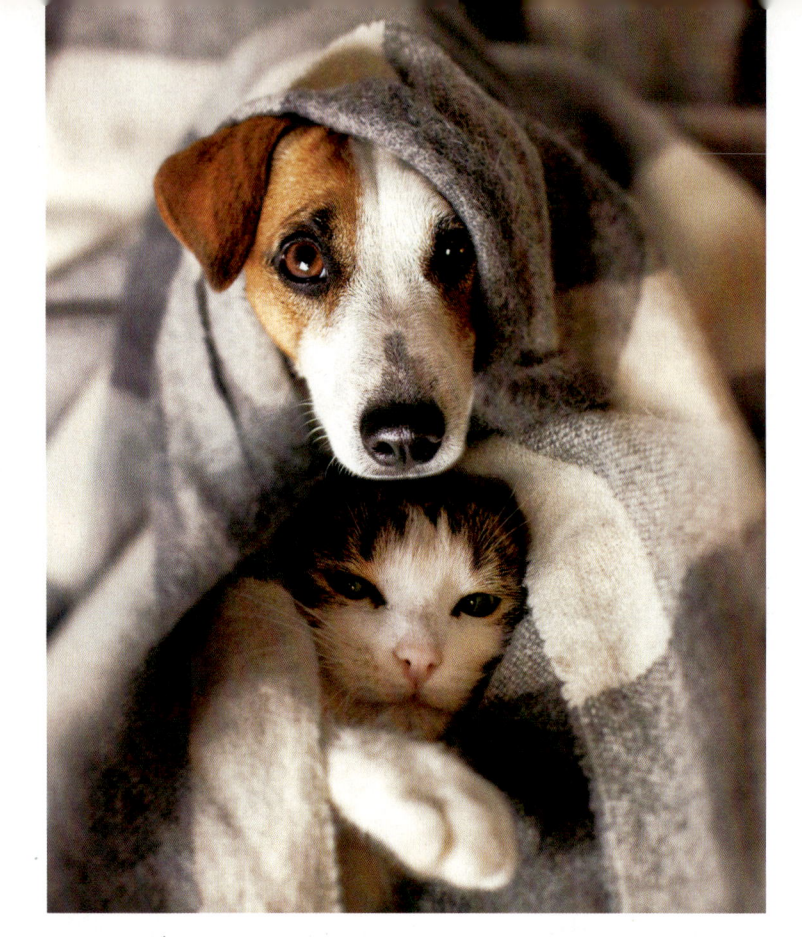

De forma geral, os *pets* tratados com esse tipo de terapia demonstram um restabelecimento rápido, suave e duradouro de sua saúde, com a possibilidade de cura completa em todos os níveis, de maneira mais segura, curta e menos nociva.

No Brasil, há uma ocorrência maior de doenças dermatológicas e transtornos de comportamento em caninos. Já os felinos apresentam mais problemas relacionados à insuficiência renal. "Em bovinos de leite, temos a mastite (inflamação das glândulas mamárias), a pododermatite (inflamação das patas) e transtornos reprodutivos entre as principais queixas, além da grande incidência de carrapatos", diz Maria do Carmo.

É importante lembrar que, embora não haja contraindicações ao tratamento veterinário com homeopatia, podem ocorrer reações adversas, assim como em qualquer outra terapia. "Para evitar transtornos, trabalhe com um homeopata capacitado, que perceba as reações exageradas ao medicamento e que saiba como agir para fazer as correções necessárias", ressalta Maria Thereza do Amaral, veterinária especializada em homeopatia.

O HOMEOPATA IDEAL

Para que um homeopata possa prescrever todo tipo de solução que trate os animais, é necessário que ele seja médico veterinário graduado e que tenha feito um curso de especialização em homeopatia. "Antes de se tornar homeopata, o veterinário estudou sobre anatomia, fisiologia (funcionamento normal do organismo), fisiopatologia (funcionamento, lesões e outras questões do organismo doente), clínica e outras disciplinas. São elas que possibilitam ao profissional tratar as doenças e fazer o acompanhamento do quadro", explica Maria Thereza.

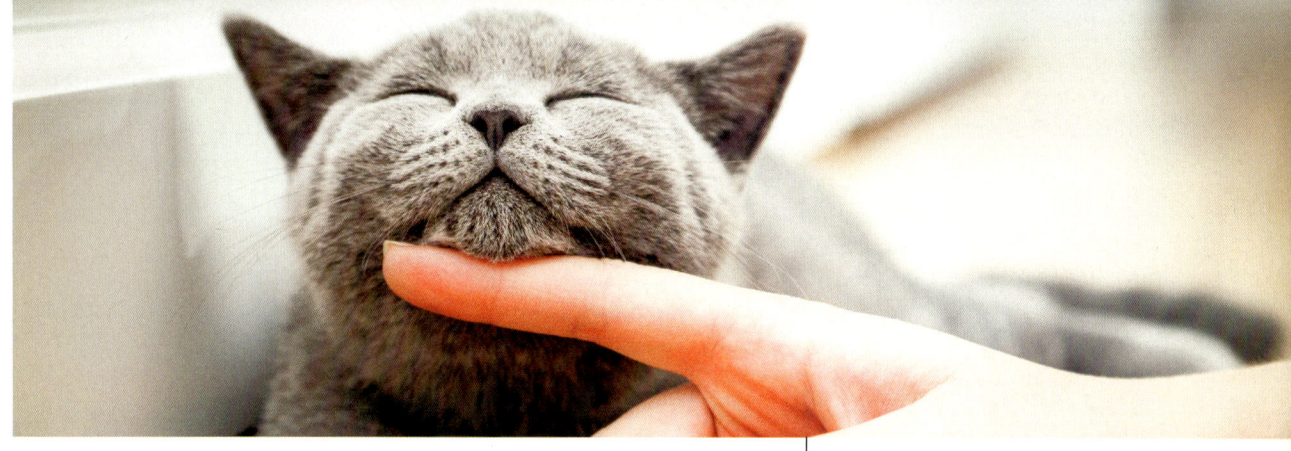

O problema é que, como a homeopatia é um tratamento natural e de fácil acesso, os donos de *pets* tendem a medicar seus animais por conta própria, sem prescrição médica. Só que a utilização errada dos medicamentos ou de suas doses pode causar problemas à saúde do bicho. Segundo Thais Parizatto, médica veterinária e pós-graduanda em Homeopatia Veterinária, o uso errado de compostos homeopáticos pode resultar na falsa sensação de cura, aumentar os sintomas e até aprofundar a doença. "Por isso, é imprescindível o acompanhamento por um médico veterinário homeopata de confiança. Ele irá indicar o tratamento correto levando em consideração a individualidade de cada paciente", afirma.

A oferta de veterinários homeopatas é grande. Existem profissionais que trabalham em clínicas e outros que fazem atendimento domiciliar. "Os valores das consultas também variam bastante. Mas, como um dos fundamentos da homeopatia é ser acessível financeiramente, os preços tendem a ser populares", comenta Thais. Vale destacar ainda que algumas organizações de defesa dos animais oferecem tratamentos gratuitos.

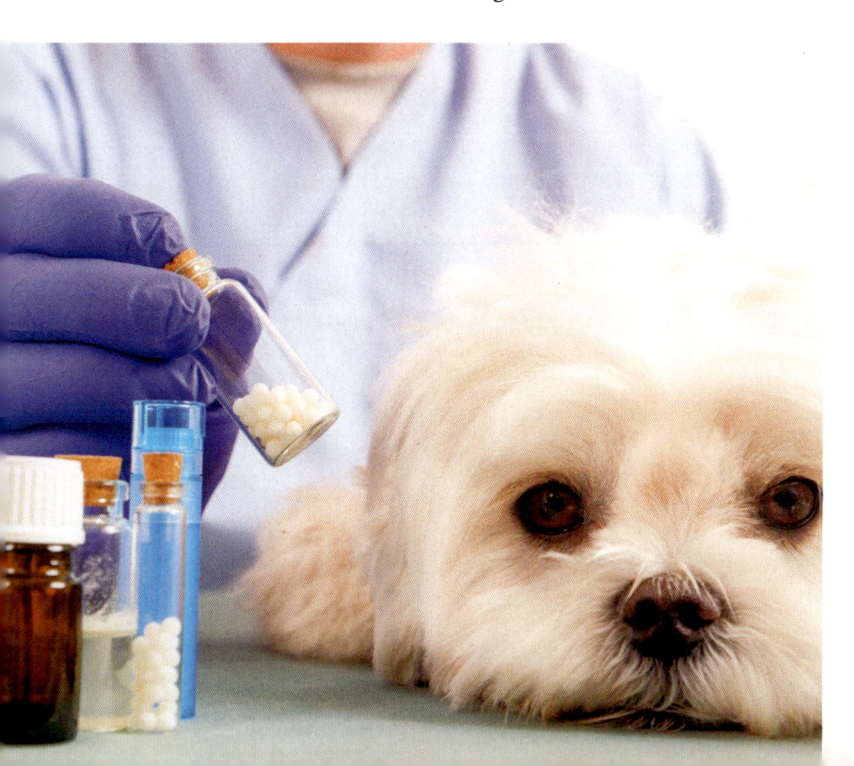

ONG A SERVIÇO DOS PETS

A Canto da Terra é uma ONG localizada em São Paulo (SP) que atua em três frentes de cura: animal, vegetal e humana. Para bichos, a entidade oferece tratamentos nas áreas de acupuntura, reiki, cromoterapia e, claro, homeopatia. "Temos veterinários voluntários que trabalham de terça-feira a domingo, das 10h às 19h. Eles atendem por ordem de chegada. Cada consulta tem preço mínimo de R$ 60, embora o tutor do bichinho possa pagar o quanto achar que o serviço vale", diz Kayque Rodrigues de Melo Serapião, vice-presidente da organização.

Com a proposta de disseminar o conhecimento sobre Práticas Integrativas e Complementares (PICs), a ONG é a única no Brasil que não trabalha em conjunto com a alopatia. E mais: oferece consultas on-line. "O tutor do animal entra em contato, faz parte de uma triagem e os voluntários direcionam para o melhor tipo de atendimento: Skype ou WhatsApp", comenta Serapião.

Hoje, a Canto da Terra atende, local e virtualmente, tutores de São Paulo, Rio de Janeiro, Minas Gerais, Pernambuco, Bahia e Amazonas. Para mais informações, acesse https://cantodaterra.org.br.

CAPÍTULO 3
UM PRINCÍPIO,
MUITAS APLICAÇÕES
ANIMAIS

FORMAS DE DIAGNÓSTICO

Em uma consulta tradicional com o homeopata, o profissional costuma fazer perguntas para o paciente com o intuito de descobrir suas personalidades homeopáticas. O mesmo ocorre na hora de definir o tratamento correto para um animal. A única diferença é que o *pet* não pode falar por si. É o dono quem terá de assumir este papel.

Várias características particulares dos animais servem como indícios para a escolha do composto homeopático adequado. Alguns são mais calmos e outros, mais agitados; uns são mais agressivos e outros, muito carinhosos; e ainda tem alguns que apreciam ficar perto de humanos, mas não gostam quando são tocados, enquanto outros não cansam de pular no colo dos seus donos.

Outras particularidades que podem ser consideradas durante o processo de diagnóstico são baseadas na percepção dos tutores em relação aos seus *pets* no dia a dia, como reação à temperatura, paladar e sede. "O fato de os animais não se comunicarem de forma direta faz com que o tratamento seja baseado em sinais, que são aquilo que podemos ver, ouvir ou sentir, sem interpretações dúbias. Já os sintomas, que são, em geral, as queixas do paciente e são muito subjetivos, não são utilizados na medicina veterinária", explica Thais.

É importante ressaltar ainda que a homeopatia veterinária também trabalha em duas vertentes: a individual e a populacional. A primeira atua com apenas um bichinho, enquanto a segunda trabalha com o coletivo, ou seja, com animais de criação. Ambas, entretanto, seguem a mesma lógica de avaliação dos sintomas e observação se sinais.

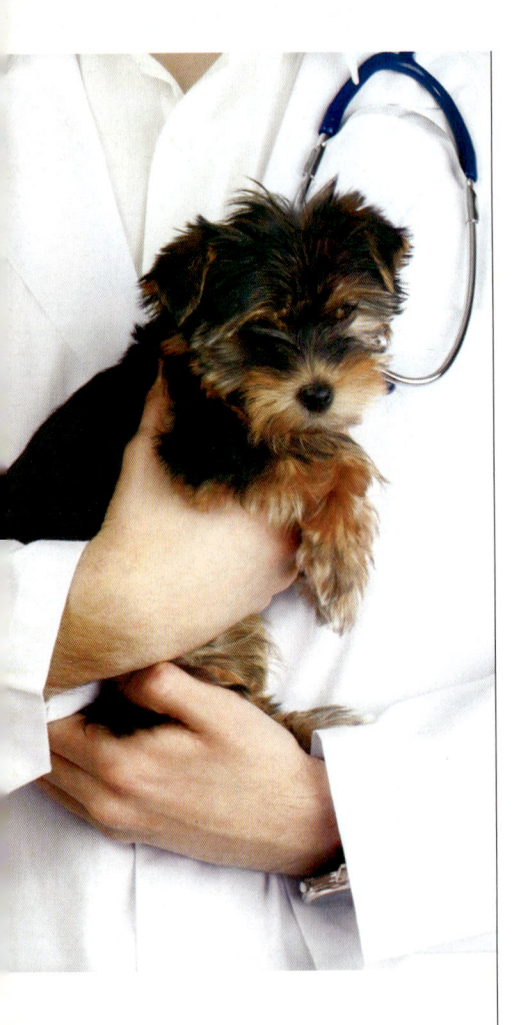

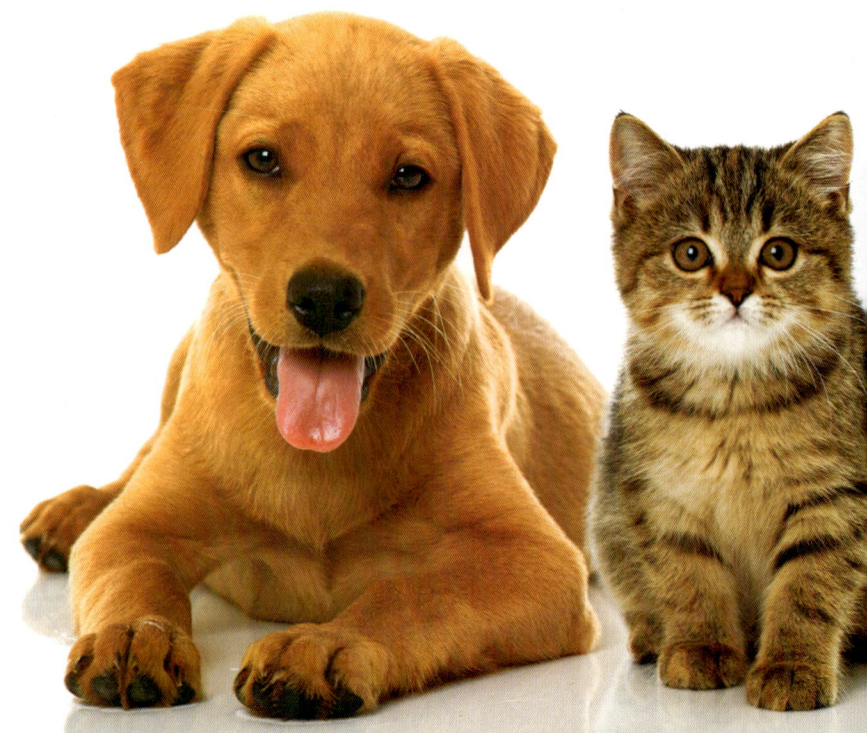

> **Preços dos medicamentos variam conforme a matéria-prima, mas são mais acessíveis do que remédios alopáticos**

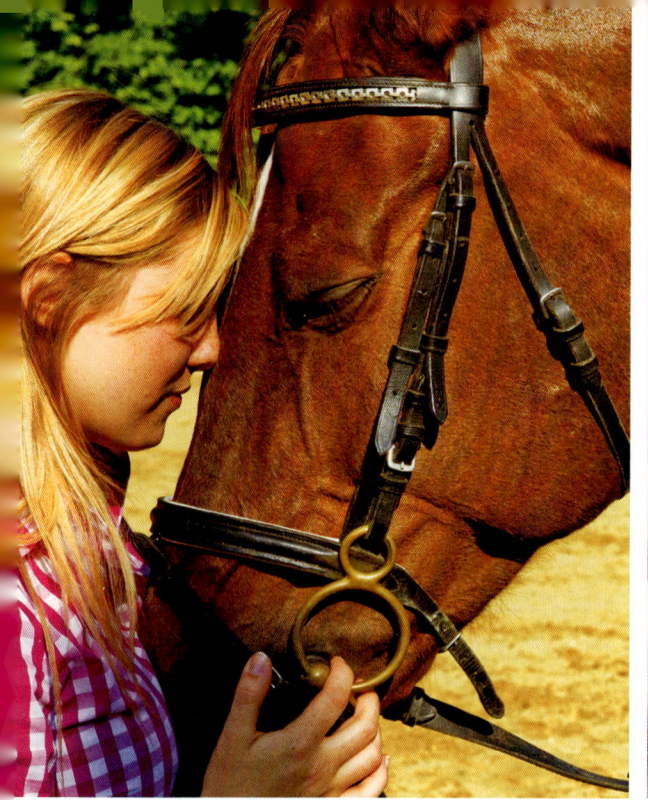

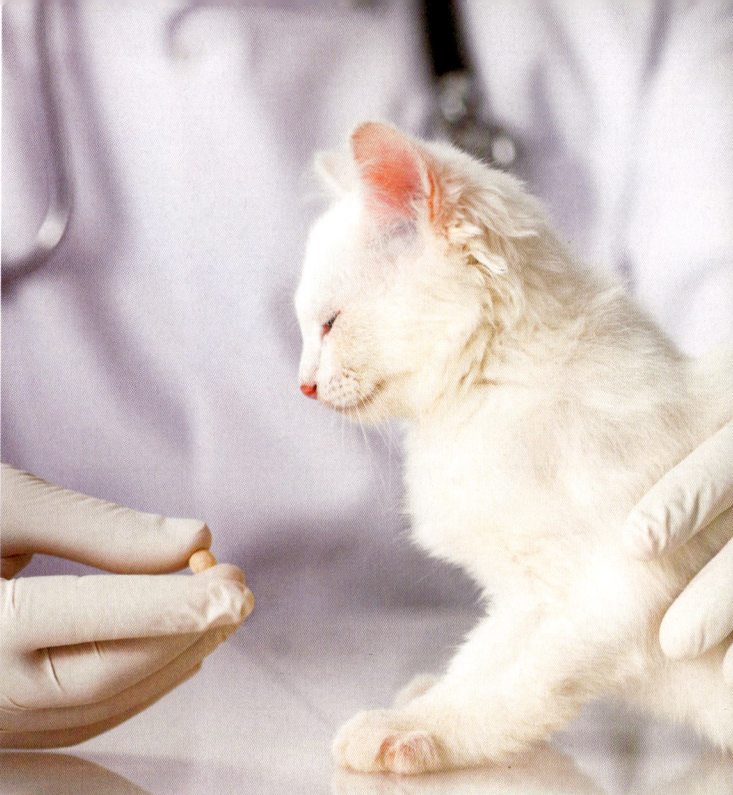

APLICAÇÕES E CUSTOS

O medicamento recomendado pelo homeopata, por sua vez, pode ter três formas de apresentação: líquida, em pó ou glóbulos (as populares "bolinhas"). "Comprimidos são pouco utilizados na homeopatia veterinária, pois não são muito palatáveis", diz Maria do Carmo.

O modo ideal é definido de acordo com a personalidade do *pet*. "Geralmente, o formato mais usado é o líquido. Isso porque ele pode ser inserido diretamente na boca do animal, com o auxílio de colheres ou seringas. Mas, em algumas circunstâncias, isso não é possível, como é o caso do tratamento de animais silvestres em cativeiro ou em santuários. Nessas situações, podemos adaptar a administração usando glóbulos na água ou em borrifadores com o medicamento", comenta Thais, ressaltando que a única regra na hora de aplicar o remédio é evitar misturá-lo com alimentos. "Como os medicamentos homeopáticos agem de forma sutil, este mix pode interferir na eficácia do tratamento", revela a veterinária.

Toda solução do gênero deve ser manipulada por uma farmácia ou laboratório certificado. De acordo com Maria do Carmo, é necessário apresentar a receita na hora de realizar o pedido, conforme exigência da Agência Nacional de Vigilância Sanitária (Anvisa). "Os preços dos medicamentos são bem variados. Vai depender das matérias-primas usadas. Em comparação com os tratamentos alopáticos, entretanto, são muito mais acessíveis", completa Thais.

ALTERNATIVA PARA DOENÇAS GRAVES

A homeopatia veterinária também pode ser usada como uma alternativa para tratar doenças graves, como câncer e epilepsia, pois consegue atuar nas sequelas e dar uma melhor qualidade de vida para o *pet*. "Esse tipo de tratamento é excelente para cicatrizar e reduzir traumas", diz Maria do Carmo Arenales, diretora e proprietária do laboratório Arenales Homeopatianimal.

A veterinária e pós-graduanda em homeopatia Thais Parizatto, entretanto, alerta que cada caso é um caso. É necessário avaliar com a ajuda de exames se o animal precisa de tratamento alopático ou não. "Em algumas situações, a homeopatia pode atuar como uma terapia complementar antes, durante e no pós-cirúrgico", diz.

Vale destacar que alguns medicamentos homeopáticos também têm efeitos anestésicos e relaxantes. Mas tudo isso deve ser avaliado antes por um médico veterinário.

CAPÍTULO 3
UM PRINCÍPIO,
MUITAS APLICAÇÕES

AGRICULTURA

PLANTAS QUE CURAM *plantas*

Substâncias homeopáticas têm sido utilizadas por agricultores para tornar suas produções mais resistentes a pragas e doenças de maneira natural, livre de agrotóxicos. Dá até para aplicar nos vasos de casa

Se semelhante cura semelhante, não há nada mais natural do que usar compostos feitos com extratos vegetais para tratar as próprias plantas. A homeopatia aplicada à agricultura começou a ser estudada em solo brasileiro em meados do século XIX, com o objetivo de prevenir doenças, controlar pragas e estimular a fisiologia de grãos e hortaliças, proporcionando safras excelentes sem ter de exagerar nos produtos químicos. Em alguns casos, é possível até mesmo abrir mão por completo dos pesticidas, sem que isso implique em qualquer prejuízo à qualidade da lavoura ou aos custos do cultivo.

Um dos primeiros relatos em terras tupiniquins remete a 1846, quando foi lançado o livro *Patogenesia Brasileira*, escrito pelo médico francês Benoit Mure, um dos principais introdutores da homeopatia no País. Na obra, ele descreve o desenvolvimento de um composto homeopático para utilizar nas lavouras de batata. A ideia era prevenir doenças que, na época, estavam assolando as plantações e diminuindo a produtividade.

Contudo, o uso da homeopatia na agricultura só se intensificou no início do século XX. "Foi quando alguns pesquisadores da Europa e de países orientais, como a Índia, começaram a questionar o uso de produtos sintéticos e se basearam nos resultados obtidos pelas experimentações de Samuel Hahnemann para investir em uma técnica alternativa", conta Cláudia Fortes, consultora dos cursos de horta orgânica e plantas medicinais da Sociedade Nacional de Agricultura (SNA).

De lá para cá, a homeopatia foi apontada pela Federação Internacional dos Movimentos da Agricultura Orgânica (IFOAM) como um meio eficaz de garantir a sanidade das culturas. Em 1999, no Brasil, a técnica também foi reconhecida pelo Ministério da Agricultura, Pecuária e Abastecimento como um dos meios de controle de doenças e pragas. E mais:

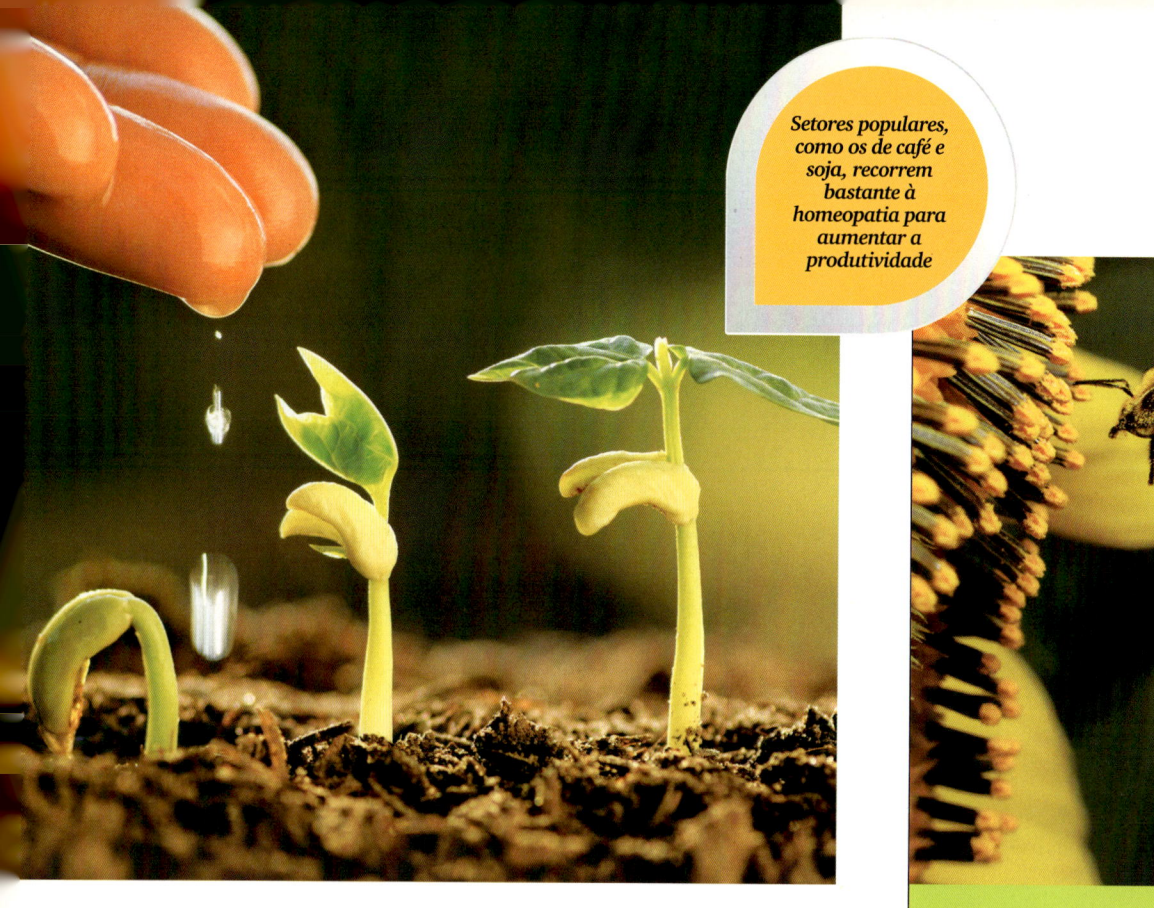

Setores populares, como os de café e soja, recorrem bastante à homeopatia para aumentar a produtividade

em 2003, o Centro de Estudos Avançados em Homeopatia (CESAHO) iniciou o primeiro curso de especialização para a formação de engenheiros agrônomos homeopatas.

Desde então, a utilização de substâncias ultradiluídas tem crescido no Brasil e se revelado uma boa alternativa para a agricultura orgânica. Saem os agrotóxicos, entram os componentes naturais. E, assim, adota-se um sistema melhor tanto para a saúde humana quanto para o próprio meio ambiente.

BENEFÍCIOS E APLICAÇÕES

A homeopatia aplicada à agricultura tem o objetivo de estimular o dinamismo da planta (fisiologia e metabolismo), melhorar sua resistência ao ataque de insetos, prevenir doenças e favorecer a absorção de nutrientes. "Como benefícios, temos a prevenção e minimização de possíveis danos, ganhos no crescimento e aumento da produtividade", destaca Lívia Vilhena, engenheira florestal homeopata e sócio-fundadora da Homeopatia Rural, empresa especializada em produtos homeopáticos para o setor agrícola.

O método alternativo pode ser utilizado para tratar qualquer problema que a lavoura apresente. Lívia, inclusive, tem usado a técnica em diferentes plantações e obtido sucesso. "Até hoje não tive uma experiência negativa. Já trabalhamos com diferentes culturas, como bananal, produção de mudas de eucalipto, cana-de-açúcar, viticultura e horticultura. Entretanto, os setores mais populares, como café e soja, são os que possuem mais adeptos deste tipo de tratamento", revela a engenheira florestal.

AGRICULTURA ORGÂNICA

O uso de compostos homeopáticos faz parte da chamada agricultura orgânica, um sistema de produção realizado sem o uso de fertilizantes sintéticos, agrotóxicos ou pesticidas em geral. O principal objetivo dessa linha de cultivo é preservar a saúde do meio ambiente e também do ser humano que vai ingerir os alimentos cultivados.

De acordo com dados do Serviço Brasileiro de Apoio às Micro e Pequenas Empresas (Sebrae), o Brasil está se consolidando como um grande produtor e exportador de alimentos orgânicos, com mais de 15 mil propriedades certificadas e em processo de transição. Os países que mais apostam neste tipo de agricultura são Austrália, Argentina, Estados Unidos, China e Espanha.

CAPÍTULO 3
UM PRINCÍPIO, MUITAS APLICAÇÕES
AGRICULTURA

Utilização de produtos químicos diminui de seis aplicações para apenas uma por dia

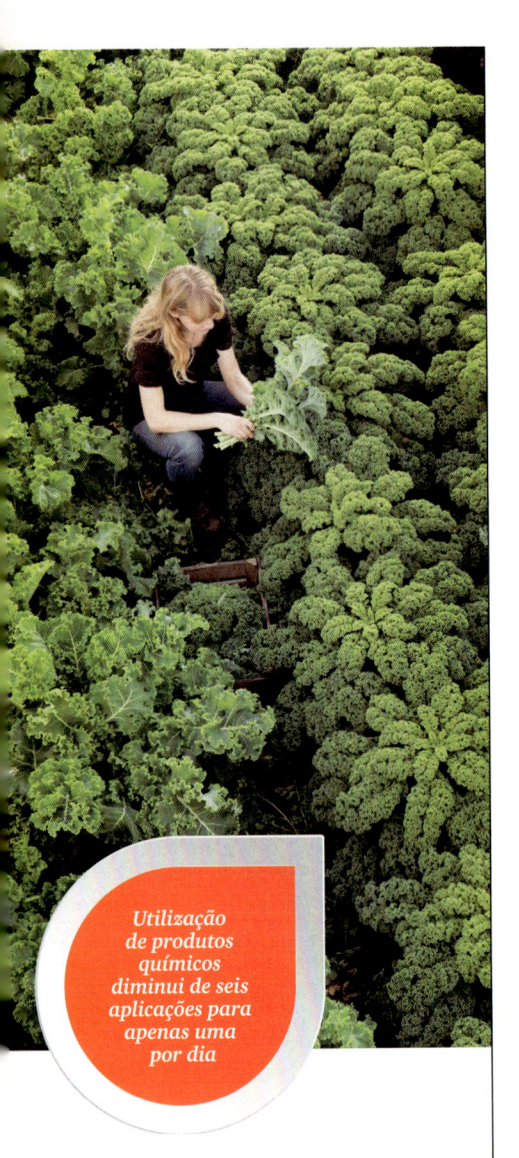

Em média, as lavouras tratadas com compostos homeopáticos apresentam um ganho de produtividade entre 5% e 10%

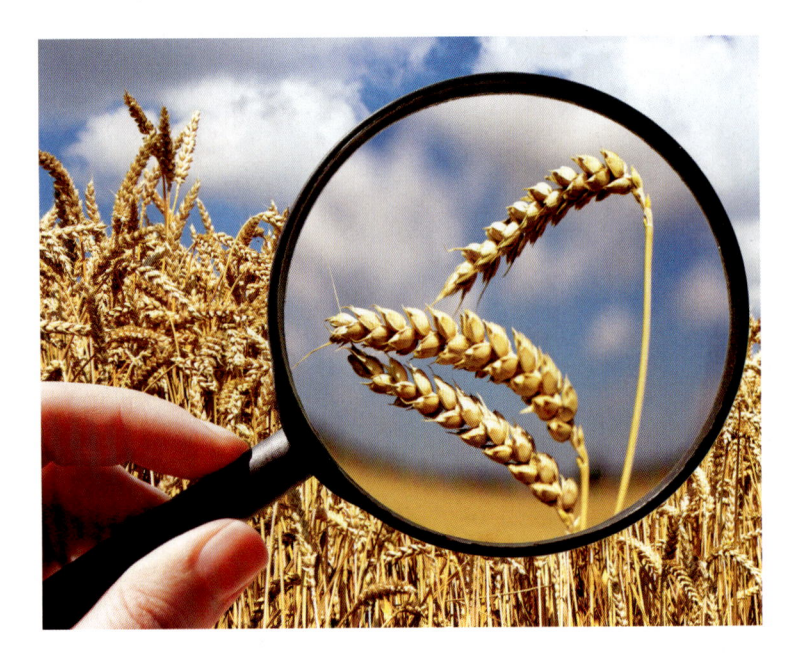

Para descobrir o tipo de aplicação mais adequado, a homeopatia agrícola segue os mesmos princípios teóricos da humana, trabalhando com a totalidade dos sintomas que determinada planta apresenta. "Antes de definir qual será a terapia utilizada, analisamos diversos pontos: clima na região, necessidades e exigências da planta que será cultivada, histórico de insetos e doenças, tipo de solo e adubação", diz Lívia.

A especialista explica que plantações de soja e milho, por exemplo, possuem alta incidência de ferrugem e insetos como percevejos e cigarrinhas. Com o uso da homeopatia desde o início da lavoura, esses problemas ficam sob controle. E mais: o uso de produtos químicos diminui de seis aplicações para apenas uma por dia. "Em média, as lavouras homeopatizadas têm um ganho de produtividade entre 5% e 10%. E os agricultores que usam essa terapia junto a produtos biológicos obtêm um resultado ainda melhor."

Na hora de aplicar o medicamento homeopático, não há muito segredo. O processo é realizado de forma similar a outros produtos que o agricultor costuma utilizar. Basta diluir o composto em água e pulverizá-lo sobre as plantações. Mas Lívia alerta: por ser um estímulo, não há necessidade de aplicar grandes quantidades do remédio.

De acordo com as especialistas entrevistadas, não há contraindicação ao uso da homeopatia em plantas. Porém, Lívia destaca que podem existir obstáculos durante o tratamento: "Há sintomas que limitam o resultado da terapia. Um deles é a falta ou o excesso de nutrientes. Nesses casos, a homeopatia ameniza os problemas, mas não consegue estimular a planta totalmente".

USO DOMÉSTICO

Como não há contraindicações e a homeopatia é uma alternativa natural, o tratamento também pode ser usado nas plantinhas de casa para deixá-las mais saudáveis e bonitas. No caso de plantas domésticas em geral, pode-se aplicar três gotas do medicamento específico diluídas em um litro de água. Depois, é só pegar um borrifador e pulverizar as folhas, lembrando sempre que não há necessidade de encharcá-las com o remédio.

Para ajudar no crescimento de mudas e plantas jovens, prevenindo doenças, Lívia recomenda o medicamento *Calcarea carbonica* 30 CH. Já para estimular as espécies com problemas de raízes e minimizar os ataques de bichos como pulgões e cochonilhas, a engenheira florestal homeopata indica o *Phosphorus* 30 CH. No inverno, também é aconselhável usar a *Arnica montana* 30 CH depois que as plantas enfrentam grandes friagens.

ATENÇÃO AO ADQUIRIR O REMÉDIO

Na hora de comprar o medicamento homeopático, é importante dizer o nome completo, como *Calcarea carbonica* 30 CH. Isso porque o CH indica a potência da solução, ou seja, quantas vezes ela passou pelo processo de diluição e agitação adotado pelo laboratório. "Se a medida for 30 CH, significa que a substância original passou 30 vezes pela dinamização", explica Lívia.

Os medicamentos podem ser adquiridos em farmácias de manipulação ou em empresas especializadas no uso da homeopatia para a agricultura. Cláudia afirma que os preços podem ser bem voláteis. "Eles chegam a variar de R$ 10 a até R$ 200. Vai depender do composto usado na fórmula", conta a consultora de cursos da SNA.

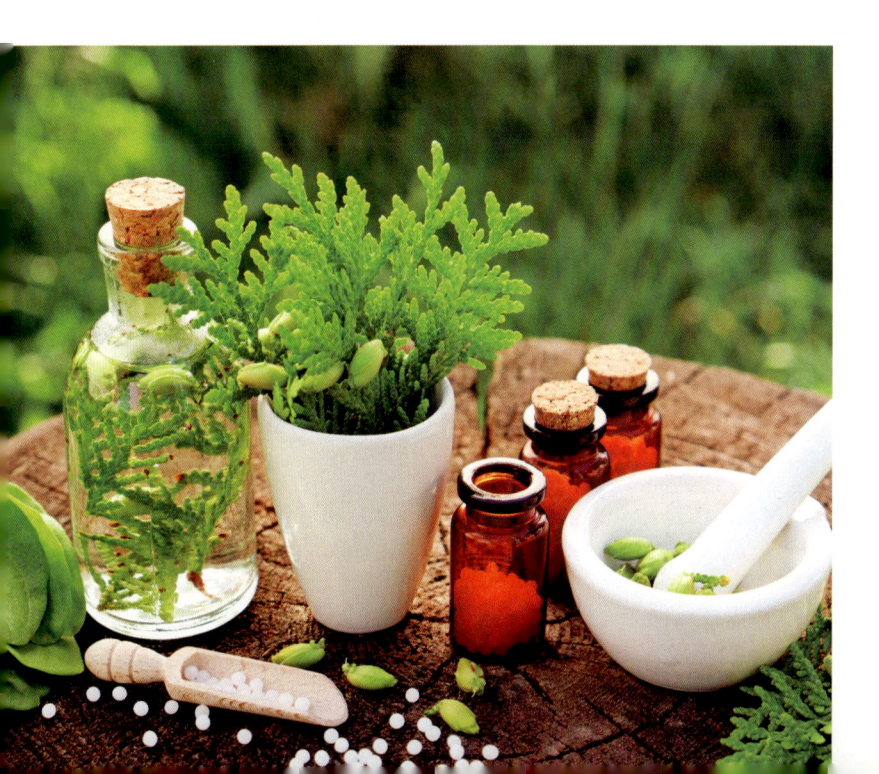

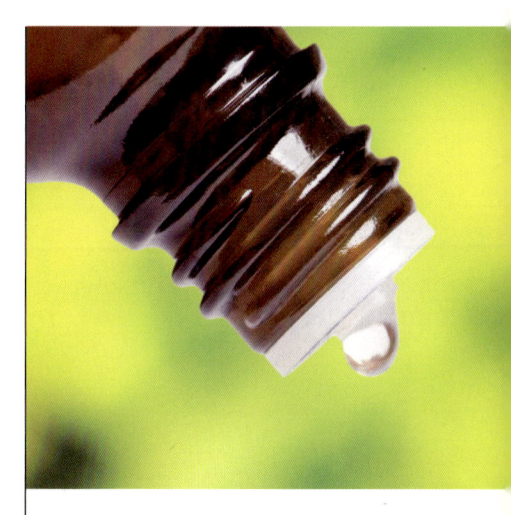

NOSÓDIO: PARTE DA HOMEOPATIA OU NÃO?

Ao contrário do que algumas pessoas pensam, o Nosódio não é um medicamento homeopático. Isso porque ele não atua na totalidade de sintomas. Sua ação é pontual e faz parte da Isoterapia, a "terapia dos iguais".

Por padrão, a homeopatia agrícola não trata exclusivamente de uma determinada praga ou doença, mas sim a planta como um todo. Seu princípio busca recuperar o equilíbrio das plantinhas e, assim, estimular o sistema de defesa do seu organismo para resistir a doenças, pragas e impactos ambientais, além de fazê-las crescer e se desenvolver de forma saudável. "O único ponto em comum é que, tanto o *Nosódio* quanto os medicamentos homeopáticos são dinamizados, ou seja, seguem o método de diluição e agitação", afirma Lívia Vilhena, engenheira florestal homeopata e sócia-fundadora da Homeopatia Rural.

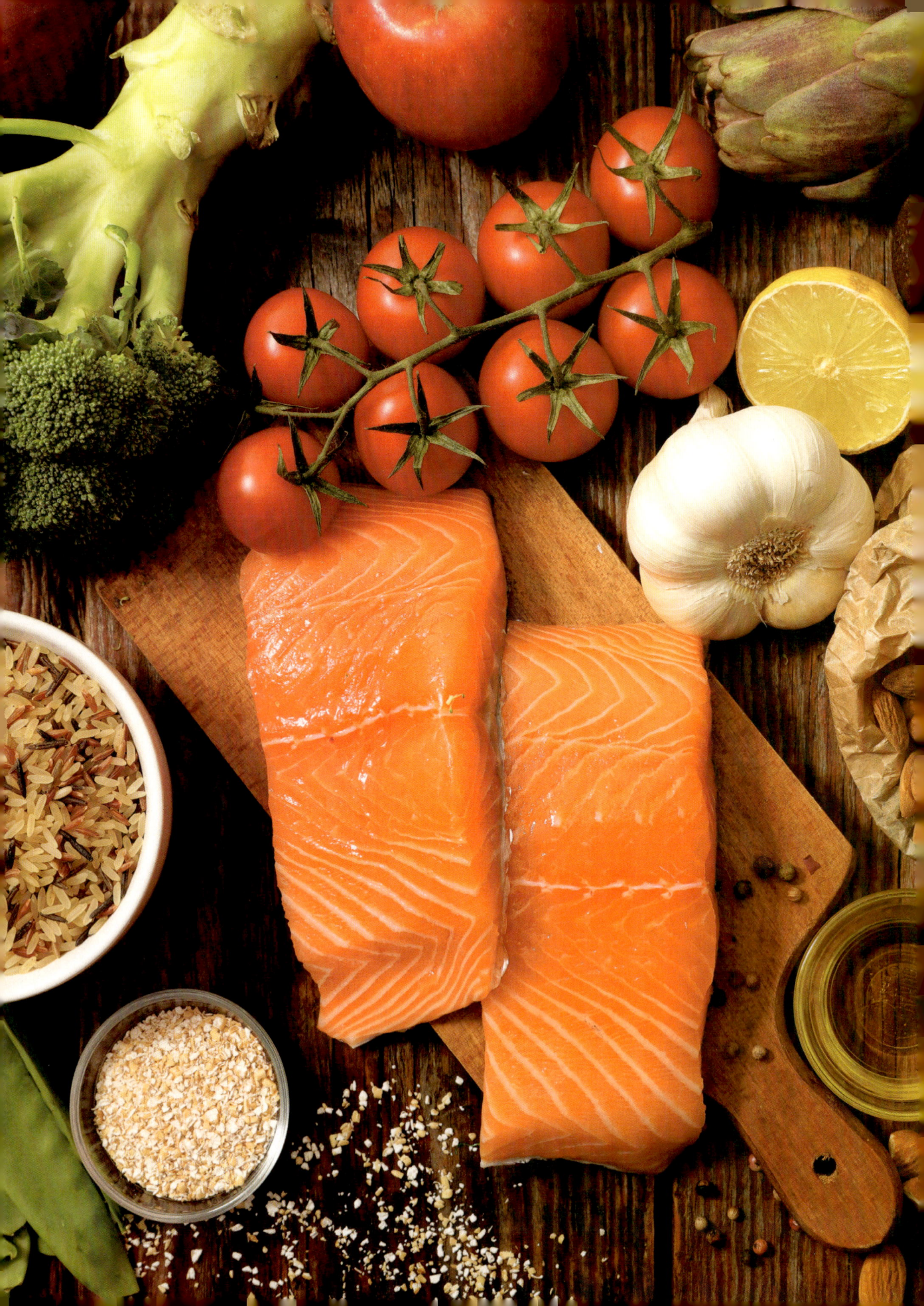

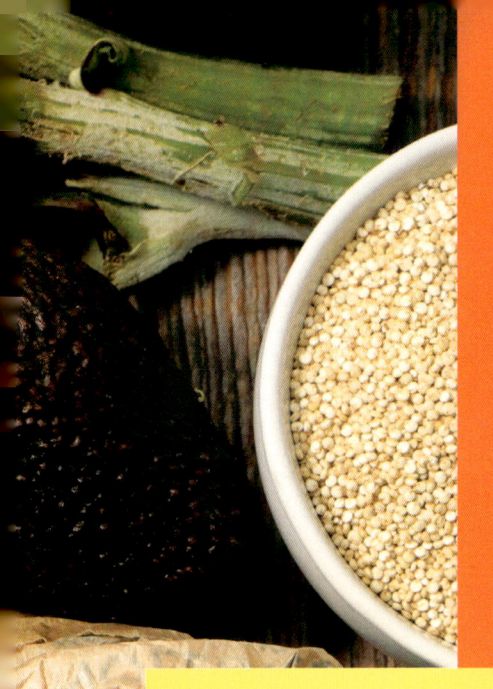

CAPÍTULO 4

ATENÇÃO
aos alimentos

Aprenda a preparar receitas com ingredientes saudáveis para complementar o tratamento homeopático com a adoção de um estilo de vida mais equilibrado à mesa

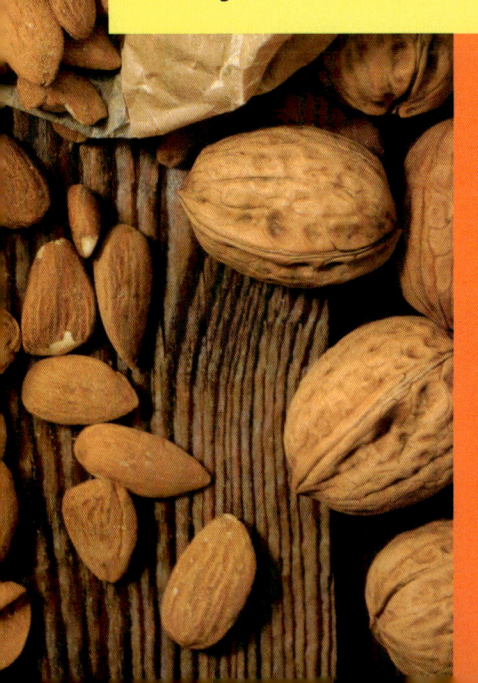

CAPÍTULO 4
ATENÇÃO AOS
ALIMENTOS
RECEITAS

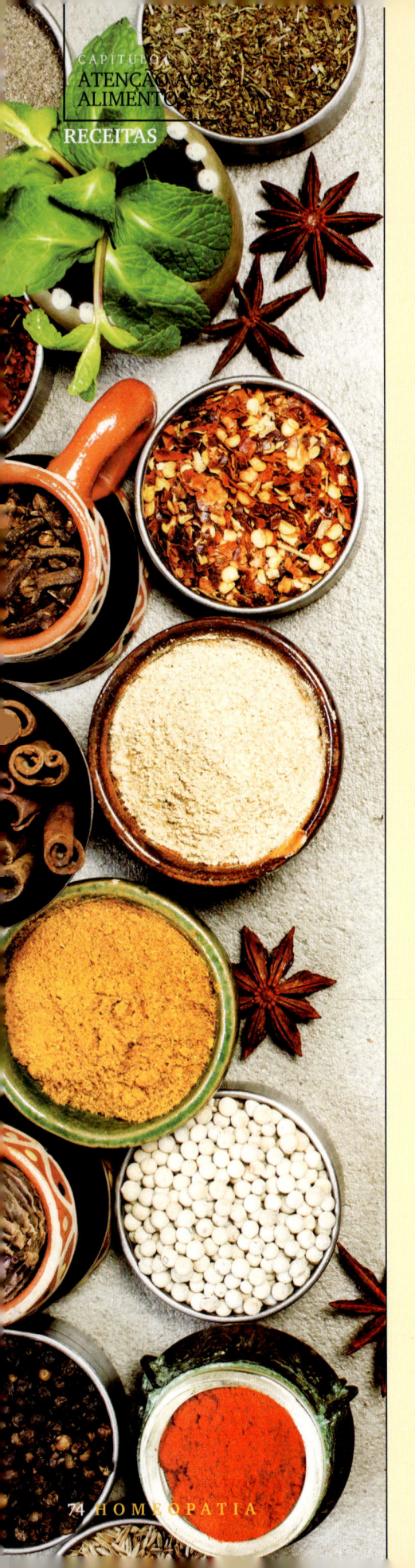

O segredo está na reeducação

Embora haja medicamentos homeopáticos capazes de reduzir o estresse e controlar a ansiedade — fatores que contribuem para a compulsão alimentar —, quem sofre de obesidade e quer emagrecer não deve apostar na homeopatia como único recurso, e sim como um mero complemento à dieta, que deve incluir a adoção de um novo estilo de vida, com refeições balanceadas, noites bem-dormidas e a inevitável prática regular de atividades físicas.

Para o pediatra e homeopata Moisés Chencinski, não há emagrecimento que se sustente sem a devida reeducação alimentar. "A homeopatia não trata as doenças, e sim os doentes. Se algum médico lhe der qualquer fórmula para tratar obesidade, quer seja alopática, quer seja homeopática, fuja, não use. Aliás, não há milagres para emagrecer. Manter-se dentro de um peso saudável requer um equilíbrio entre o que se consome e o que se gasta. Assim, você precisa aprender a comer (e não o que não comer, porque isso você já está cansado de saber)", diz o especialista.

Por outro lado, é possível dar um empurrãozinho ao tratamento homeopático escolhendo os alimentos certos para cada situação. Se você sofre de insônia ou ansiedade, por exemplo, e tem tomado compostos para atenuar esses problemas, não custa nada reforçar a terapia evitando alimentos estimulantes, como café, chocolate e refrigerantes à base de cola — lembre-se de que semelhante só cura semelhante quando diluído em doses homeopáticas.

Vegetais verde-escuros (agrião, espinafre, rúcula, chicória), por sua vez, são indicados a quem quer relaxar e ter sensação de bem-estar. Isso porque essas verduras são ricas em triptofano, um aminoácido que diminui a ansiedade e o estresse. Se esse é o seu caso, vale seguir o conselho da nutricionista funcional Mariana Duro e apostar em ingredientes que favoreçam a liberação de melatonina (hormônio do sono), como aveia, banana, arroz, nozes e amêndoas.

De modo geral, recomendam-se refeições fartas em frutas, verduras e legumes, e escassas em sal, açúcares e gorduras de origem animal. Bebidas alcoólicas, alimentos industrializados e frituras também devem ficar de fora da lista do supermercado, assim como itens de potencial alergênico (casos do leite e do glúten, que interferem no processo de digestão e equilíbrio intestinal), adverte Mariana.

Confira nas próximas páginas algumas receitas com ingredientes que podem complementar o tratamento homeopático, ajudando a manter a saúde e o equilíbrio de todo o organismo.

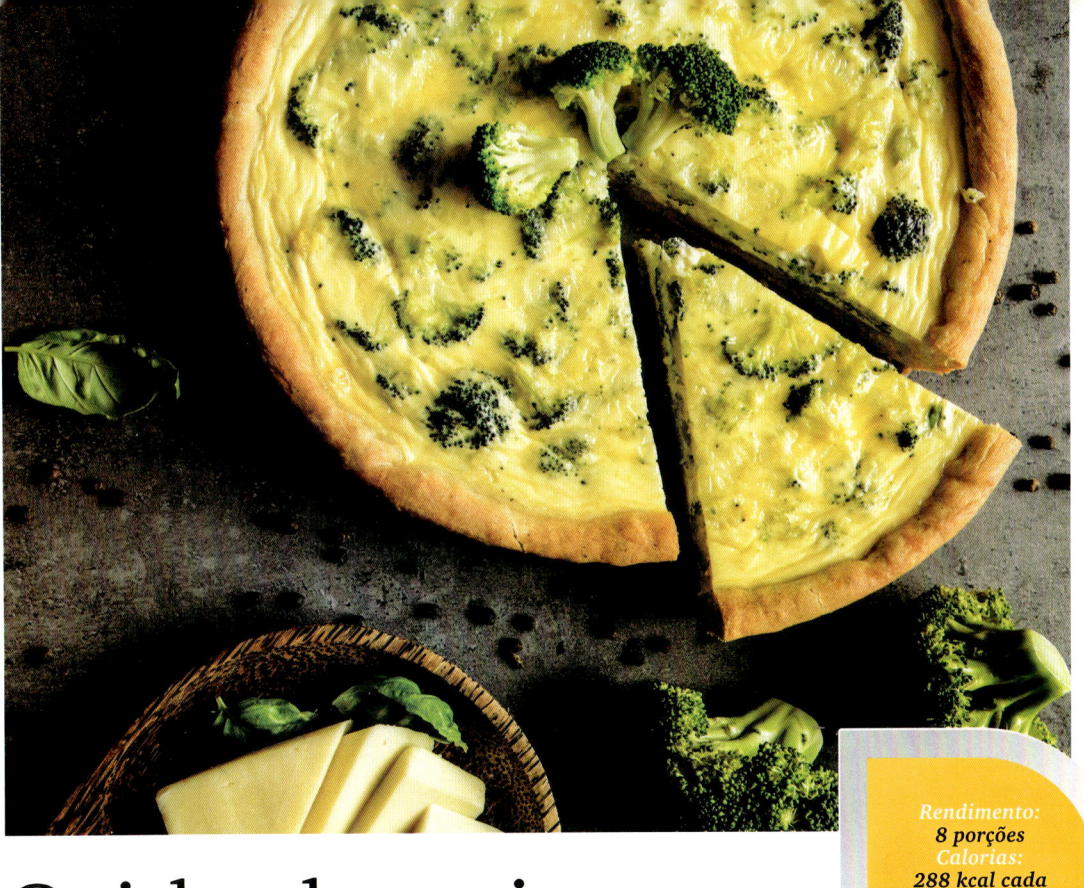

Quiche de aveia e chia com brócolis

Rendimento: **8 porções**
Calorias: **288 kcal cada**
Tempo de preparo: **1 hora**

INGREDIENTES

Massa:
- ¾ de xíc. (chá) de farinha de trigo
- ¾ de xíc. (chá) de farinha integral
- ⅓ de xíc. (chá) de aveia em flocos finos
- 1 col. (chá) de chia
- ½ xíc. (chá) de manteiga
- 1 gema
- Sal a gosto

Recheio:
- 1 maço de brócolis
- 1 alho-poró cortado em rodelas finas
- 4 ovos
- ½ xíc. (chá) de queijo branco picado
- ½ xíc (chá) de creme de leite
- 1 col. (sopa) de azeite
- Sal e pimenta a gosto

MODO DE PREPARO

Massa:
1) Misture todos os ingredientes da massa até ficar homogênea e um pouco quebradiça.
2) Faça uma bola e deixe descansar em temperatura ambiente por aproximadamente 30 minutos. Reserve.

Recheio:
1) Limpe os brócolis, passe-os na água fervente e reserve.
2) Refogue o alho-poró no azeite.
3) Junte os brócolis, tempere e reserve.
4) Em uma vasilha, coloque os ovos e o creme de leite. Tempere com sal, pimenta e misture bem até ficar homogêneo.

Montagem:
1) Em uma forma de fundo removível com 21 cm de diâmetro, abra a massa e fure o fundo com um garfo.
2) Coloque o refogado de brócolis com o alho-poró e o queijo.
3) Finalize cobrindo com o creme de ovos.
4) Asse em forno médio preaquecido por, aproximadamente, 30 minutos ou até a quiche dourar.

CAPÍTULO 4
ATENÇÃO AOS ALIMENTOS
RECEITAS

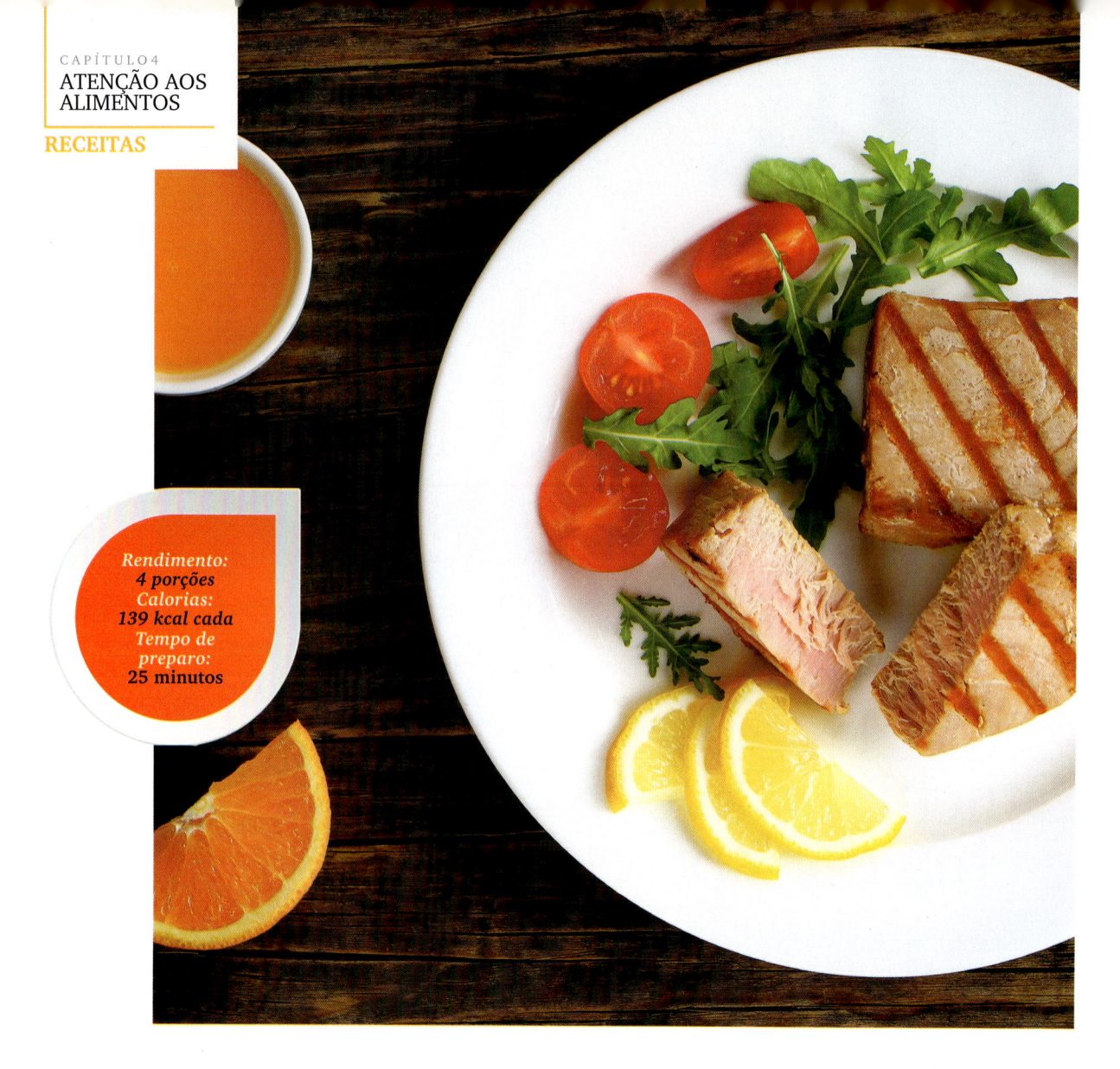

Rendimento:
4 porções
Calorias:
139 kcal cada
Tempo de preparo:
25 minutos

Atum ao molho de laranja

INGREDIENTES

Peixe:
- 4 postas de atum cortadas com 2 cm de espessura
- Suco de 1 limão
- Sal a gosto
- 2 col. (sopa) de azeite extravirgem

Molho:
- Suco de 1 laranja
- 1 limão-siciliano bem picado
- 1 pimenta vermelha pequena picada
- 2 col. (sopa) de coentro
- 3 col. (sopa) de salsinha picada

MODO DE PREPARO

1) Tempere o atum com o suco de limão já preparado juntamente com o sal e reserve.
2) Misture todos os outros ingredientes do molho em uma vasilha e deixe repousar.
3) Aqueça uma frigideira antiaderente e grelhe as postas de peixe por, mais ou menos, 7 minutos de cada lado, em fogo baixo, até ficarem bem passadas.
4) Regue com o molho e sirva em seguida.

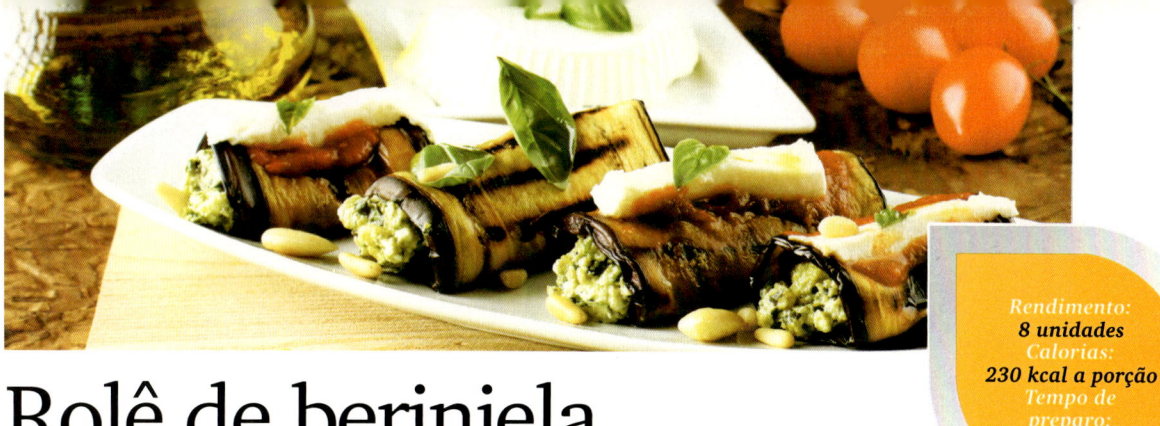

Rolê de berinjela com *homus* e espinafre

Rendimento: **8 unidades**
Calorias: **230 kcal a porção**
Tempo de preparo: **90 minutos**

INGREDIENTES

Homus:
- 350 g de grão-de-bico sem casca cozido
- 1 e ½ col. (sopa) de tahine
- Suco de 1 limão
- 2 dentes de alho amassados
- Sal a gosto
- 1 e ½ col. (sopa) de azeite de oliva

Molho de tomate:
- 1 cebola grande picadinha
- 3 dentes de alho
- 1 col. (sobremesa) de azeite de oliva
- 3 tomates italianos bem maduros picadinhos
- 1 lata de tomate pelado
- Sal e pimenta-do-reino a gosto
- Folhas de manjericão a gosto

Rolê:
- 1 berinjela média
- 2 col. (sopa) de vinagre branco
- 1 col. (sopa) de azeite de oliva
- 1 receita de *homus*
- ½ maço de espinafre picado, cozido no vapor e temperado com sal
- 1 receita de molho de tomate
- Cheiro-verde a gosto
- Queijo de leite de cabra ralado a gosto
- Sal e pimenta a gosto

MODO DE PREPARO

Homus:
1) Bata o grão-de-bico bem cozido no liquidificador com um pouco da água do cozimento, sem deixar que fique um creme mole. Deve ter consistência de pasta grossa. Reserve o preparo.
2) Dilua o tahine com o limão e misture o sal e o alho amassado. Acrescente um pouco de água, se julgar necessário, para facilitar a diluição.
3) Bata tudo com um garfo e misture o azeite de oliva.
4) Junte o preparado ao creme de grão-de-bico, misturando bem.
5) Regue com mais um pouco de azeite se preferir.

Recheio:
1) Refogue a cebola e o alho no azeite e acrescente os tomates italianos. Misture até que murchem e comecem a desmanchar.
2) Coloque os tomates pelados, espremendo-os para que se despedacem, e também o molho que os acompanha. Se julgar necessário, coloque um pouco de água.
3) Deixe o molho apurar em fogo baixo por, aproximadamente, 15 minutos.
4) Tempere com sal, pimenta e manjericão a gosto.

Rolê:
1) Corte a berinjela em fatias finas, no comprimento.
2) Deixe-as de molho no sal e vinagre por 30 minutos. Escorra.
3) Grelhe as fatias no azeite em uma panela antiaderente. Use sal e pimenta.
4) Recheie-as com o *homus* e o espinafre cozido.
5) Enrole-as e feche-as com um palito.
6) Coloque os rolinhos em uma travessa com um pouco do molho de tomate.
7) Cubra-os com o restante do molho e leve ao forno preaquecido.
8) Ao servir, polvilhe o queijo ralado e o cheiro-verde picadinho a gosto.

CAPÍTULO 4
ATENÇÃO AOS ALIMENTOS
RECEITAS

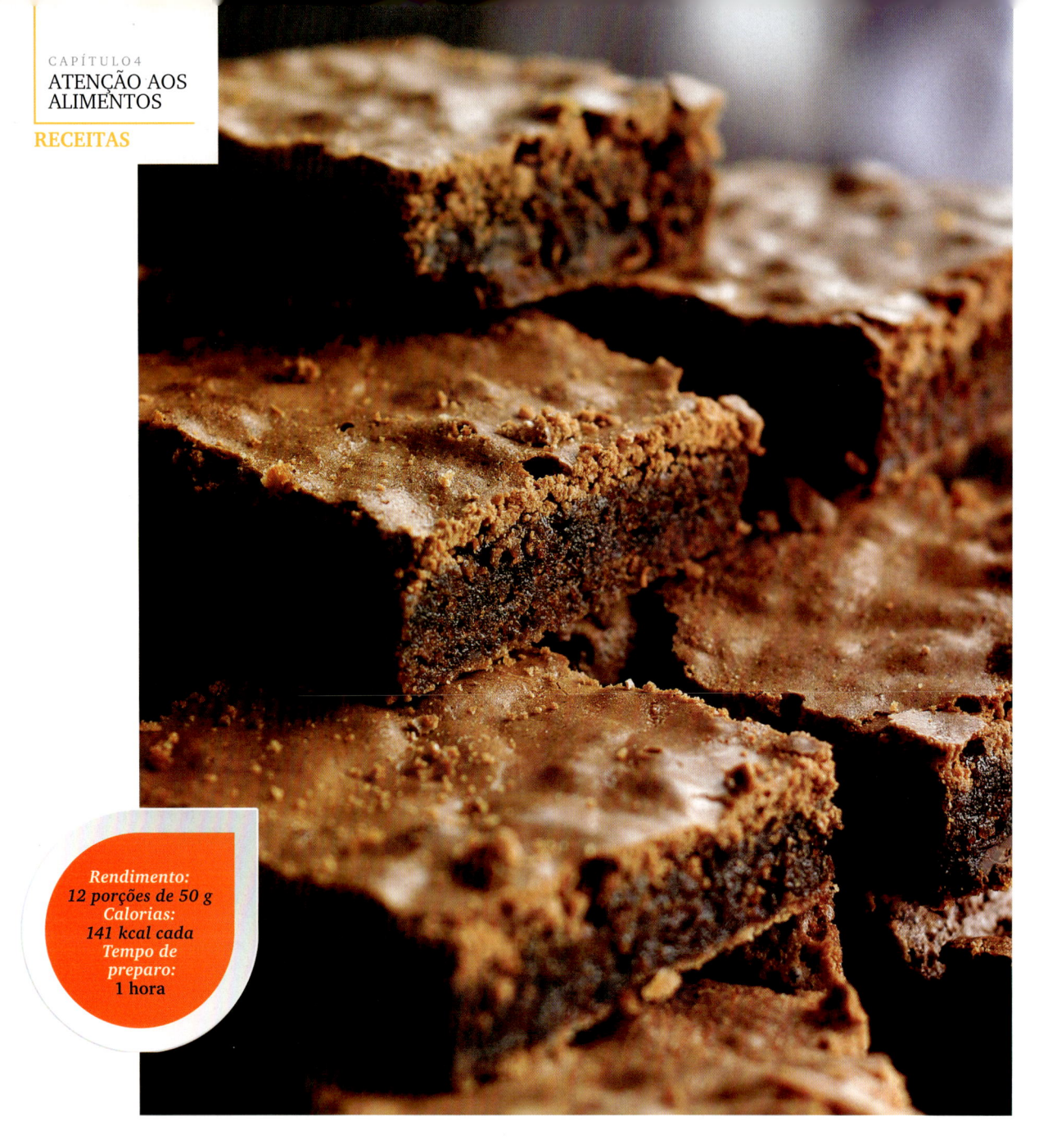

Rendimento:
12 porções de 50 g
Calorias:
141 kcal cada
Tempo de preparo:
1 hora

Brownie fit de grão-de-bico

INGREDIENTES
- 4 ovos
- 2 col. (sopa) de óleo de coco
- 2 xíc. (chá) de grão-de-bico cozido
- 2 col. (sopa) de cacau em pó
- 2 col. (sopa) de água
- 3 col. (sopa) de mel
- ¾ de xíc. (chá) de açúcar mascavo *light*

MODO DE PREPARO
1) Coloque todos os ingredientes no liquidificador e bata por cerca de dois minutos.
2) Coloque a mistura em uma travessa untada (20 cm x 5 cm) e leve ao forno preaquecido a 180ºC por, aproximadamente, 30 minutos.
3) Corte em fatias e decore a seu gosto.

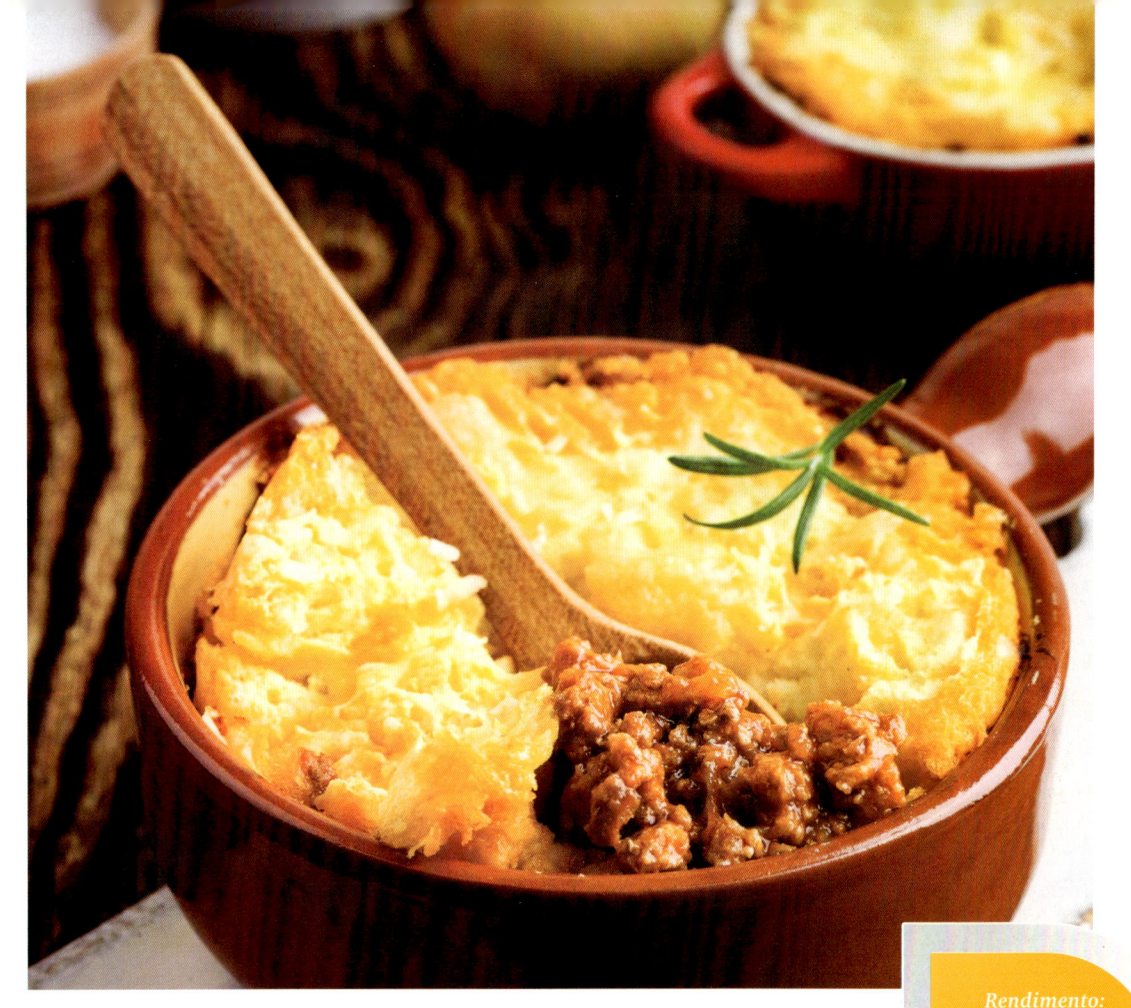

Escondidinho de carne com trigo

Rendimento: 8 porções
Calorias: 243 kcal cada
Tempo de preparo: 1 hora

INGREDIENTES

Massa:
- 400 g de batata-doce assada e amassada em forma de purê
- 1 col. (sopa) de creme de leite *light*
- 1 col. (sopa) de manteiga
- 1 pitada de noz-moscada
- Sal a gosto

Carne:
- 300 g de carne moída magra (patinho)
- 200 g de trigo para quibe
- ½ xíc. (chá) de salsinha picada
- Sal a gosto
- Pimenta síria
- 2 col. (sopa) de azeite
- 1 cebola pequena picada
- 1 tomate sem pele e sem sementes picado

MODO DE PREPARO

Massa:
1) Misture todos os ingredientes e acerte o sal.

Carne:
1) Hidrate o trigo até que dobre de tamanho (cerca de 30 minutos).
2) Escorra e esprema até tirar toda a água e misture com o tomate, a cebola, o azeite, a salsinha picada e a pimenta síria.
3) Junte a carne e misture bem. Acerte o sal.
4) Unte uma assadeira quadrada com azeite e arrume a carne.
5) Cubra com papel-alumínio e asse por 25 minutos ou até que a carne esteja cozida.
6) Retire o papel, cubra a carne com o purê e volte ao forno por mais 10 minutos.
7) Deixe amornar (sem esfriar por completo), corte em porções quadradas e sirva.

CAPÍTULO 4
ATENÇÃO AOS ALIMENTOS

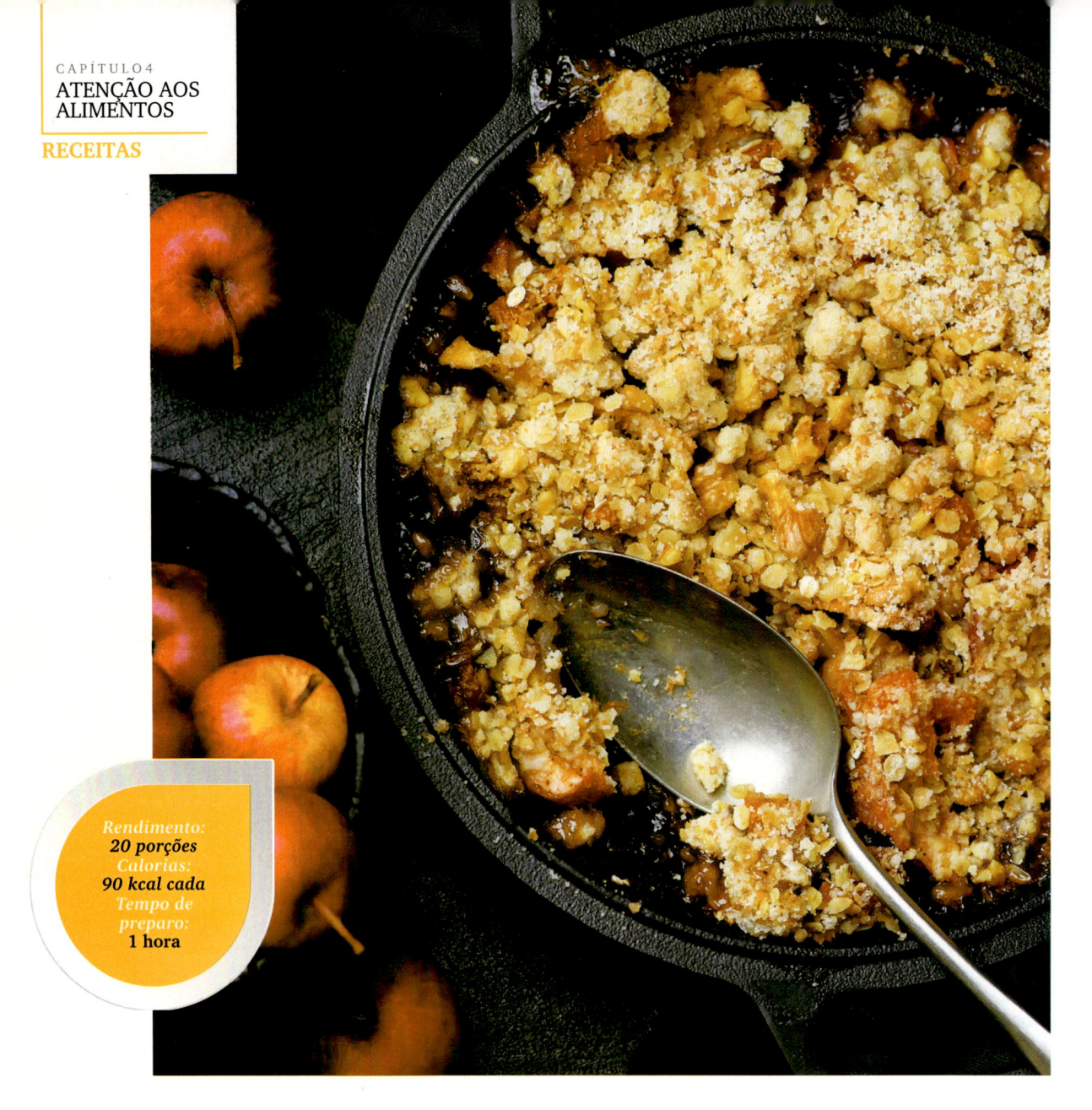

RECEITAS

Rendimento:
20 porções
Calorias:
90 kcal cada
Tempo de preparo:
1 hora

Crumble *light* de maçã

INGREDIENTES
- 1 kg de maçãs (10 unidades) descascadas e cortadas em cubos
- 1 col. (chá) de canela em pó
- 1 xíc. (chá) de amaranto
- ½ xíc. (chá) de açúcar mascavo orgânico
- ½ xíc. (chá) de manteiga *ghee*

MODO DE PREPARO
1) Em uma travessa, coloque o amaranto, o açúcar e a manteiga.
2) Com a ponta dos dedos, misture a manteiga e o restante dos ingredientes. O resultado deve ser uma mistura granulada e fofa.
3) Coloque a maçã picada em uma assadeira e polvilhe canela por cima.
4) Cubra totalmente a maçã com a mistura do amaranto e leve ao forno médio por cerca de 20 minutos.
5) Para uma sobremesa mais incrementada, sirva cada porção com uma bola de sorvete de creme *light*.

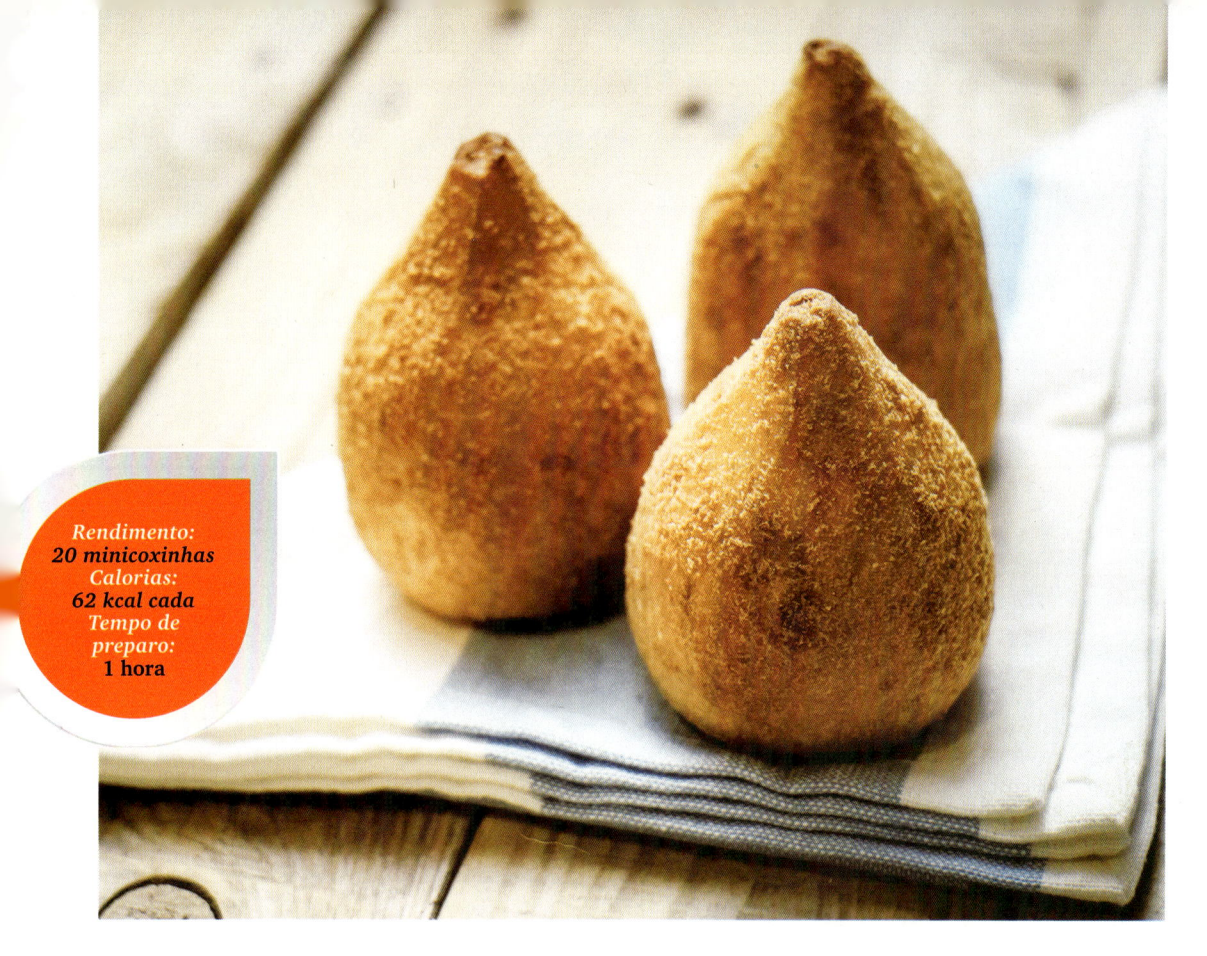

Rendimento: 20 minicoxinhas
Calorias: 62 kcal cada
Tempo de preparo: 1 hora

Coxinhas de batata-doce

INGREDIENTES

Massa:
- 1 batata-doce grande cozida e amassada (sem casca)
- 2 col. (sopa) de farinha de linhaça
- 1 col. (sopa) de azeite
- Sal a gosto

Recheio:
- 500 g de peito de frango desfiado
- 1 cebola
- 1 xíc. (chá) de salsinha
- 2 dentes de alho
- 1 tomate
- Sal a gosto

Para empanar:
- 3 col. (sopa) de farinha de linhaça
- 2 col. (sopa) de óleo de coco derretido

MODO DE PREPARO

Massa:
1) Misture todos os ingredientes da massa até que ela chegue ao ponto de não grudar nas mãos.

Recheio:
1) Refogue a cebola e o alho.
2) Em seguida, adicione o frango desfiado e os temperos (salsinha, sal e tomate).
3) Espere até que seque um pouco a água.
4) Desligue o fogo e deixe esfriar.

Montagem:
1) Pegue um pouco da massa e a modele em formato de círculo na sua mão.
2) Faça um buraquinho, preencha-o com o recheio e molde em formato de coxinha.
3) Passe no óleo de coco derretido e empane na farinha de linhaça dourada.
4) Leve as coxinhas ao forno pré-aquecido por 10 a 20 minutos, até dourar.

* Opções de recheio para coxinha vegana: palmito, legumes ou shitake refogado com azeite, shoyu e cebolinha.

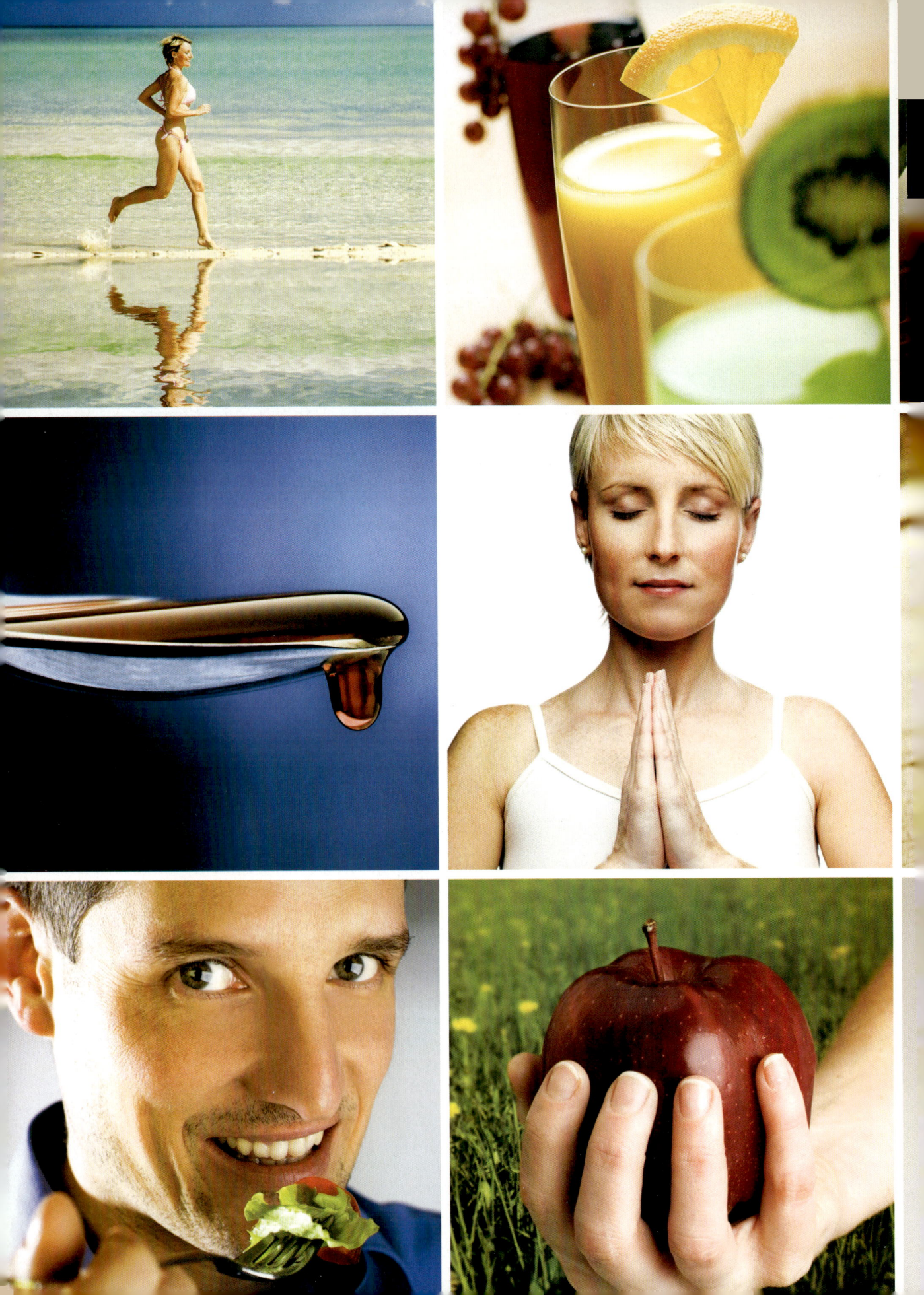

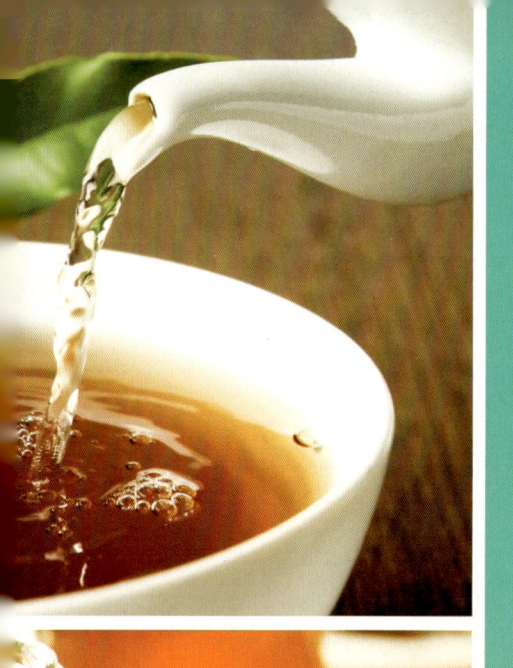

CAPÍTULO 5

CONHEÇA OUTRAS *terapias*

Práticas Integrativas e Complementares têm crescido no Brasil, e várias delas já estão disponíveis pelo Sistema Único de Saúde. Saiba quais são os benefícios e fundamentos de algumas especialidades

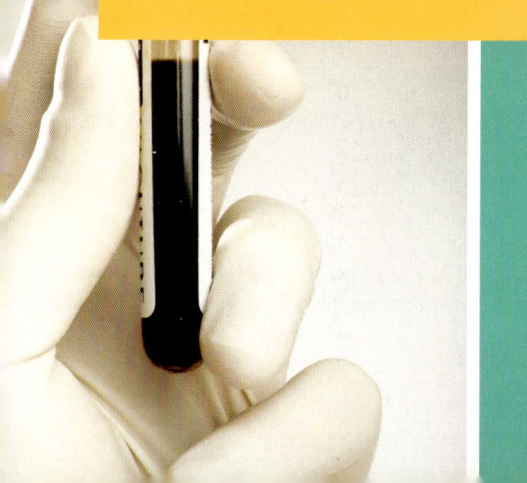

CAPÍTULO 5
OUTRAS TERAPIAS

A crescente demanda de pacientes à procura de métodos de cura não convencionais e as recentes descobertas da ciência comprovando os benefícios que a maioria desses tratamentos pode trazer ao organismo levaram o Sistema Único de Saúde (SUS) a inserir diversos recursos terapêuticos em sua lista de serviços. A maioria foi incluída em 2017 à Política Nacional de Práticas Integrativas e Complementares (PNPIC), que reúne terapias voltadas à cura e prevenção de transtornos como depressão, ansiedade e pressão alta.

Esses procedimentos já eram oferecidos por vários municípios brasileiros, de acordo com dados do Programa de Melhoria do Acesso e da Qualidade na Atenção Básica (PMAQ-AB), mas, com as inclusões, o Ministério da Saúde passou a ter informações qualificadas dessas práticas. Desde a implantação das primeiras especialidades, em 2006, a procura e o acesso de usuários do SUS a tratamentos como homeopatia, fitoterapia e Medicina Tradicional Chinesa cresceu exponencialmente. Hoje, cerca de 30% das Unidades Básicas de Saúde (UBSs) de todo o Brasil oferecem algum tipo de prática integrativa e complementar. Confira a seguir os fundamentos, aplicações e benefícios das principais modalidades disponíveis em hospitais e centros de atenção da rede pública.

> **INFORME-SE**
> Para descobrir quais Práticas Integrativas e Complementares (PICs) oferecidas pelo SUS estão disponíveis na sua região, a Coordenação Geral de Gestão da Atenção Básica (CGGAB) recomenda que cada cidadão entre em contato com a Secretaria de Saúde do seu município.

Acupuntura

A Medicina Tradicional Chinesa promove tanto o tratamento quanto a prevenção de doenças por meio de práticas milenares. Uma delas é a acupuntura, que consiste na aplicação de agulhas em pontos específicos do corpo para tratar problemas físicos e emocionais. Embora essa técnica já seja reconhecida pelo SUS há 27 anos, o maior acesso ao tratamento só veio com a implementação da PNPIC, em 2006. Desde então, várias cidades passaram a oferecer a acupuntura na rede pública. É o caso de Campo Verde (MT), onde o grande número de queixas de dor na coluna nas Unidades Básicas de Saúde Fluviais (UBSF) levou à criação de um Grupo de Lombalgia que lança mão das agulhas para aliviar dores nas costas. Os resultados foram imediatos e o uso da técnica na Atenção Básica ainda reduziu o número de encaminhamentos de média complexidade.

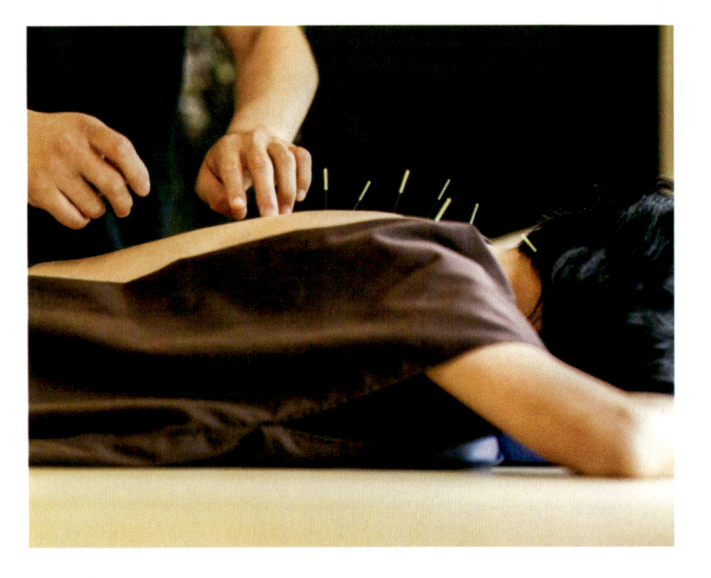

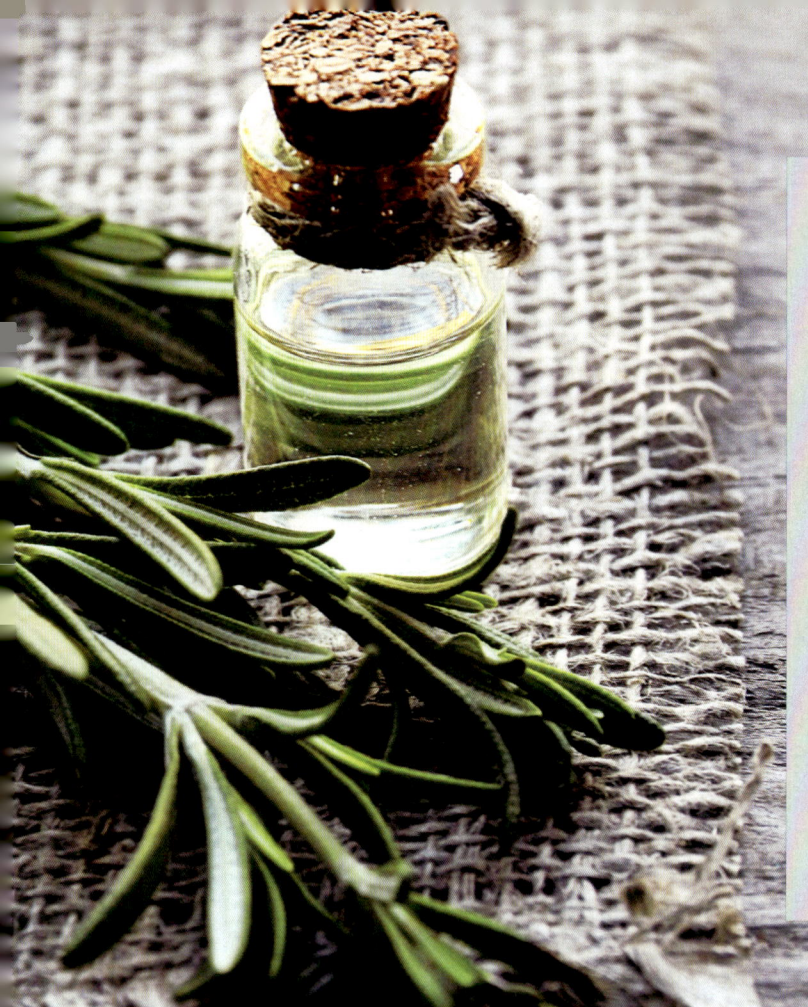

Naturopatia

Parte da premissa de que o ser humano tem uma capacidade intrínseca de autocura. Por isso, os naturopatas estudam o corpo, a mente e todo o histórico de vida do paciente para chegar às causas do sofrimento. Depois, recorrem a técnicas como nutrição, mudanças de comportamento, homeopatia, acupuntura e fitoterapia para tratar os problemas.

Indicada a pessoas de todas as idades, a naturopatia pode ajudar no alívio de enxaquecas, bronquite, alergias, dores menstruais, úlceras e muitas outras condições crônicas e agudas. A duração dos tratamentos varia de acordo com a profundidade do processo de investigação de cada paciente e, principalmente, com o quanto ele está disposto a mudar seus hábitos para ser agente da própria cura.

Musicoterapia

O musicoterapeuta lança mão de instrumentos musicais, canto e ruídos para compreender as necessidades físicas, emocionais, sociais e cognitivas de cada indivíduo, estimulando a expressão dos sentimentos por meio dos sons.

Embora pareça lúdica, a atividade tem resultados efetivos para a redução do estresse e o alívio de dores agudas ou crônicas, além de ser indicada a pacientes com Alzheimer, doenças cardiopulmonares, dependência química e lesões cerebrais. Em Campo Grande (MS), a Unidade Básica de Saúde da Família usa a musicoterapia em atividades práticas do Programa de Residência em Enfermagem Obstétrica da Universidade Federal de Mato Grosso do Sul. Além de relaxar e diminuir o constrangimento de mulheres durante os exames, a iniciativa fez crescer a procura por esses procedimentos preventivos, imprescindíveis à saúde feminina.

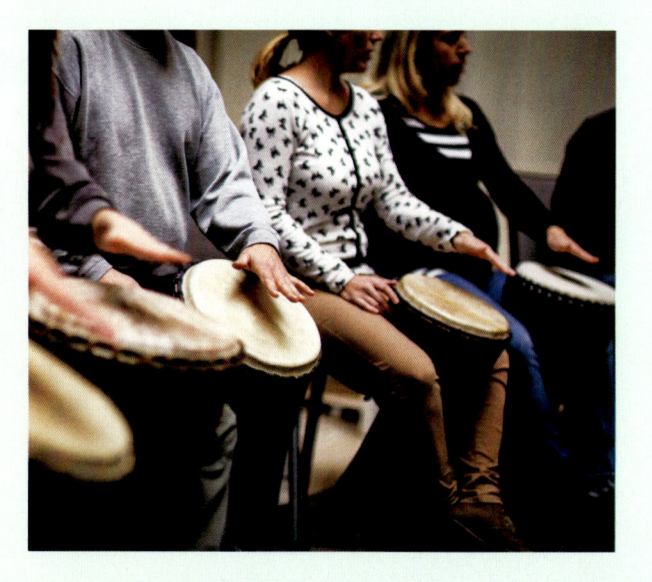

CAPÍTULO 5
OUTRAS TERAPIAS

Ayurveda

Tudo o que acontece no seu corpo físico e emocional é resultado do que você ingere e da maneira como pensa. Esse é o princípio da Ayurveda, que significa "ciência da vida" em sânscrito e se desenvolveu na Índia há milhares de anos.

Para começar, é feita uma análise do indivíduo por meio de exames físicos e do estudo de seu histórico de vida. A ideia é descobrir qual é o seu *dosha* — um perfil que classifica as pessoas de acordo com a personalidade, o funcionamento do organismo, características e necessidades. Ao descobrir se o *dosha* predominante é *Vata, Pitta* ou *Kapha*, o profissional define o tratamento mais adequado, que pode incluir métodos como sudação, massagens, desintoxicação, aplicação de óleos, plantas medicinais e dietas mais saudáveis, além das práticas de ioga e meditação, para alcançar o equilíbrio do corpo.

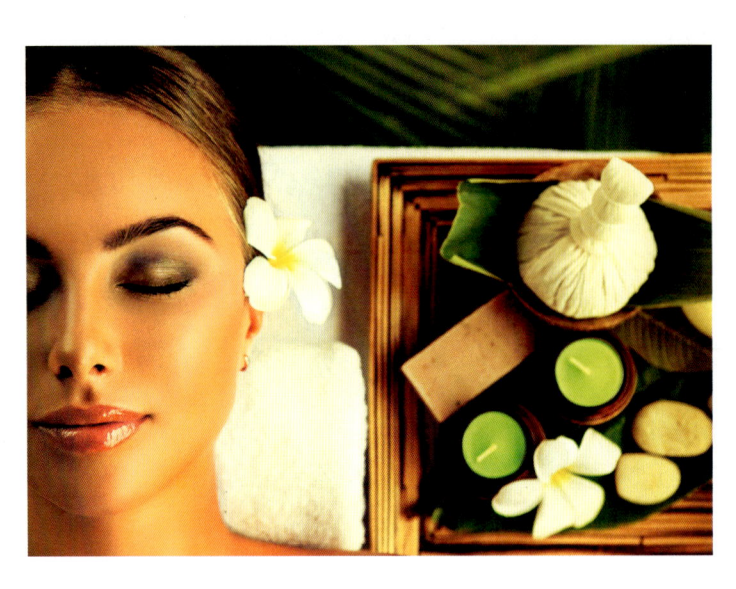

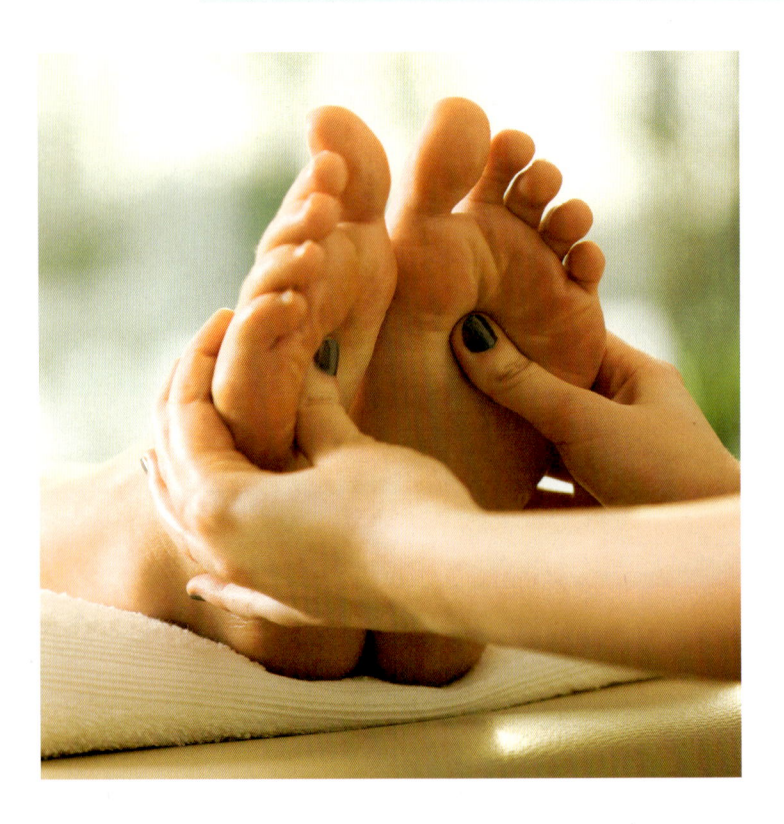

Reflexoterapia

Baseia-se na reflexologia, uma técnica terapêutica que identifica e trata distúrbios orgânicos e desequilíbrios emocionais por meio do estímulo e da aplicação de pressão nas terminações nervosas de pontos específicos dos pés ou das mãos.

Feita sempre por um fisioterapeuta ou acupunturista, a reflexoterapia parte do princípio de que todo o corpo se reflete nos pés e nas mãos. Por isso, quando esses pontos de reflexo são pressionados, pode-se melhorar o sistema imunológico e a circulação sanguínea, revigorar o organismo, aliviar tensões, reduzir inflamações, tratar transtornos como ansiedade ou insônia e muito mais, pois ativa-se o sistema de cura do corpo para que ele atinja o ponto natural de equilíbrio.

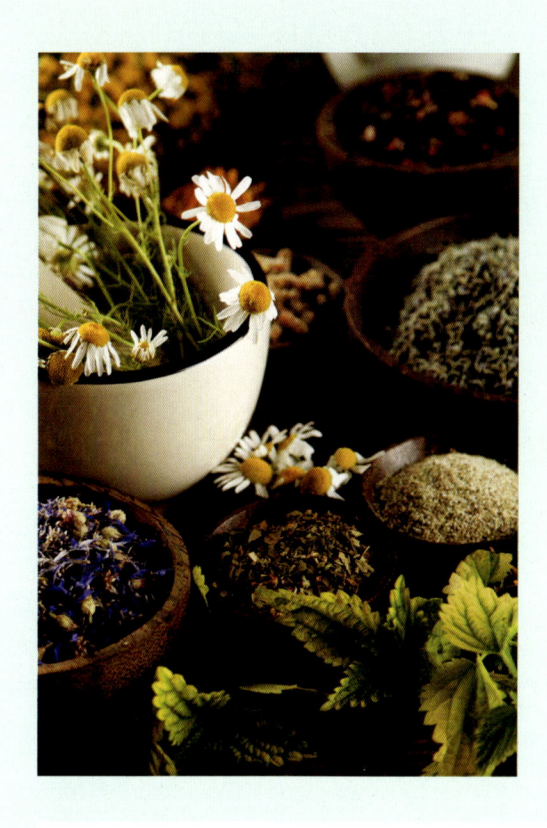

Fitoterapia

O uso de plantas para prevenir e tratar doenças tem origem na Grécia e é a forma mais antiga de medicina. Por meio dela, é possível tratar alergias, infecções, disfunções metabólicas, traumas diversos e muitas outras enfermidades.

Os medicamentos fitoterápicos são extratos, pomadas e cápsulas que têm como matéria-prima folhas, sementes, caules, flores ou raízes com efeitos farmacológicos. Um exemplo da aplicação de plantas medicinais na rede pública de saúde é o Projeto Fitoterapia na Sociedade Contemporânea (Profisc), que favorece a criação de hortas coletivas e grupos de discussão sobre o tema para a promoção da saúde e do bem-estar da comunidade junto a algumas unidades de saúde de Joinville (SC). Os encontros são quinzenais e acontecem nos ambulatórios gerais dos bairros Fortaleza e da Velha.

Biodança

Trata-se de um sistema que visa favorecer o desenvolvimento humano por meio de vivências integrativas conduzidas por música e dança. Mais do que dar atenção aos movimentos, ao aspecto físico e à sincronia dos participantes, essa terapia procura desenvolver a evolução do indivíduo em seu aspecto emocional.

Sem restrições de idade, a prática estimula o olhar para o corpo, a mente e as emoções. Seus exercícios relaxantes ajudam o praticante a ganhar mais qualidade de vida e produtividade, além de espantar o estresse e a ansiedade. A técnica é oferecida pelo SUS por meio de programas de promoção e prevenção em saúde. Um exemplo efetivo é o grupo Dançando a Vida, parte do Projeto Institucional do Centro de Atenção Psicossocial (Caps) Boa Vista, no Paraná, que por dois anos usou a biodança para reabilitar e reinserir socialmente pessoas com transtornos mentais.

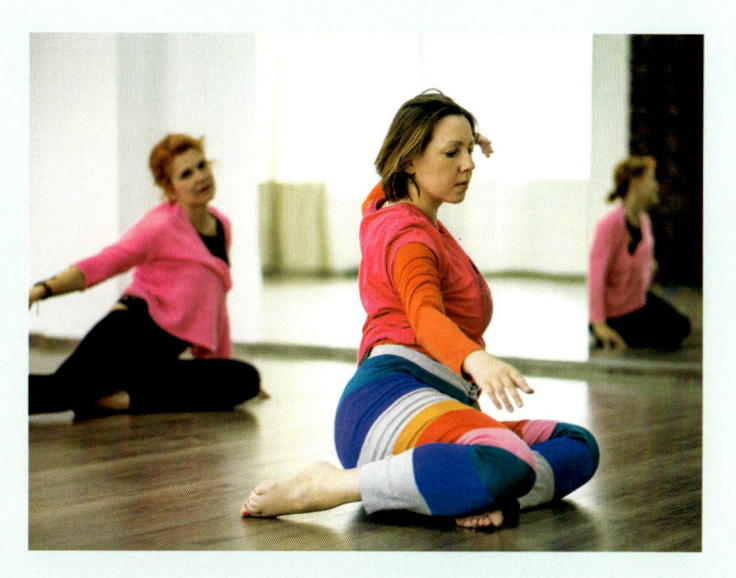

CAPÍTULO 5
OUTRAS TERAPIAS

Meditação

Há várias formas de meditar, mas a modalidade mais utilizada na rede pública de saúde é a da atenção plena, que ganhou espaço na medicina na década de 1970, quando o professor Jon Kabat-Zinn, da Escola Médica da Universidade de Massachusetts (EUA), testou a técnica em pacientes que sofriam de estresse e dores crônicas.

Embora tenha raízes budistas, o *mindfulness* chega à saúde com uma roupagem laica, para se tornar mais inclusivo. Recentemente, a técnica foi inserida na relação de Práticas Integrativas e Complementares do SUS por meio de um programa de extensão da Universidade Federal de São Paulo (Unifesp), conhecido como Mente Aberta. As sessões na capital paulista são realizadas no Centro Brasileiro de *Mindfulness* e Promoção da Saúde, que presta assistência a pacientes de todas as idades encaminhados por profissionais das UBSs.

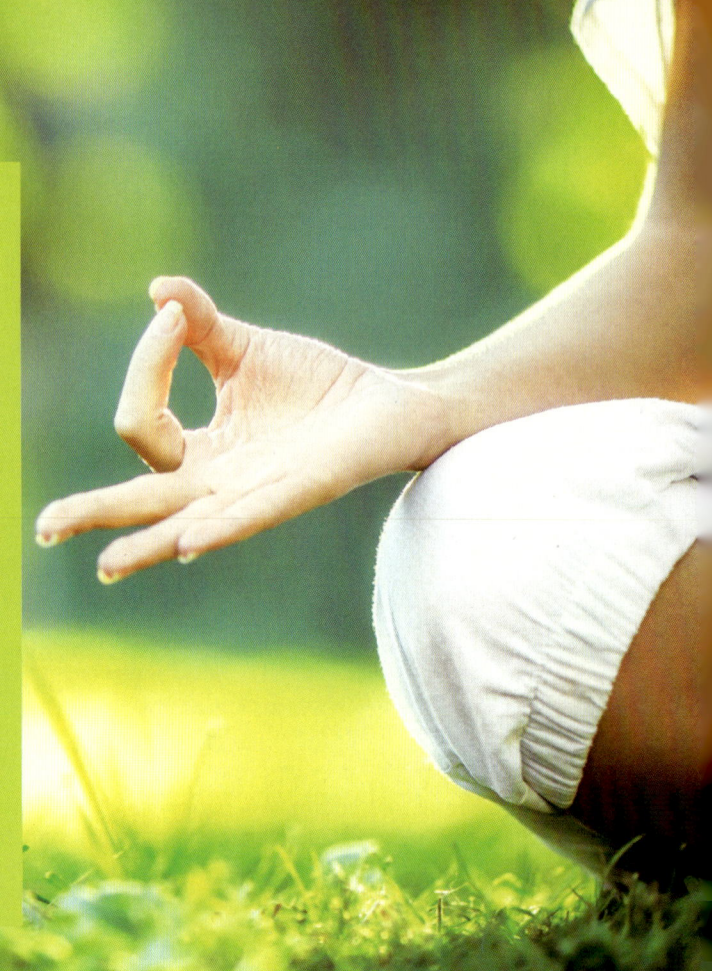

Quiropraxia

Essa terapia manipulativa ajuda a diagnosticar, tratar e prevenir desordens nos sistemas nervoso, muscular e ósseo. O objetivo é avaliar, identificar e corrigir as subluxações vertebrais e o mau funcionamento das articulações, que podem afetar o mecanismo da coluna e a função neurológica do paciente. Por isso, a técnica foca mais a solução da causa do problema do que seus sintomas.

Em vez de prescrever remédios ou procedimentos cirúrgicos, o profissional quiroprata age para buscar o funcionamento correto da mecânica do corpo. Durante o atendimento, o especialista ainda pode indicar uma série de exercícios específicos para auxiliar na reabilitação, oferecer orientações sobre nutrição e sugerir outras práticas que potencializem os benefícios da quiropraxia.

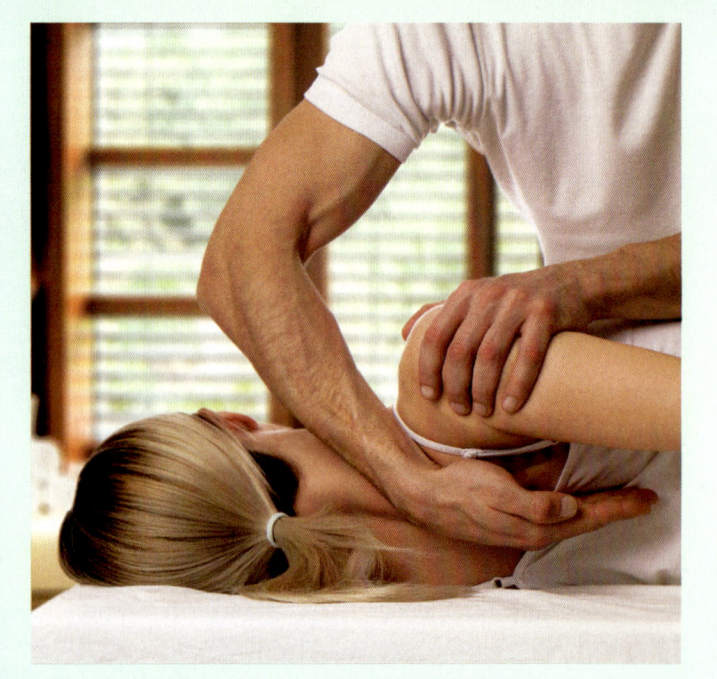

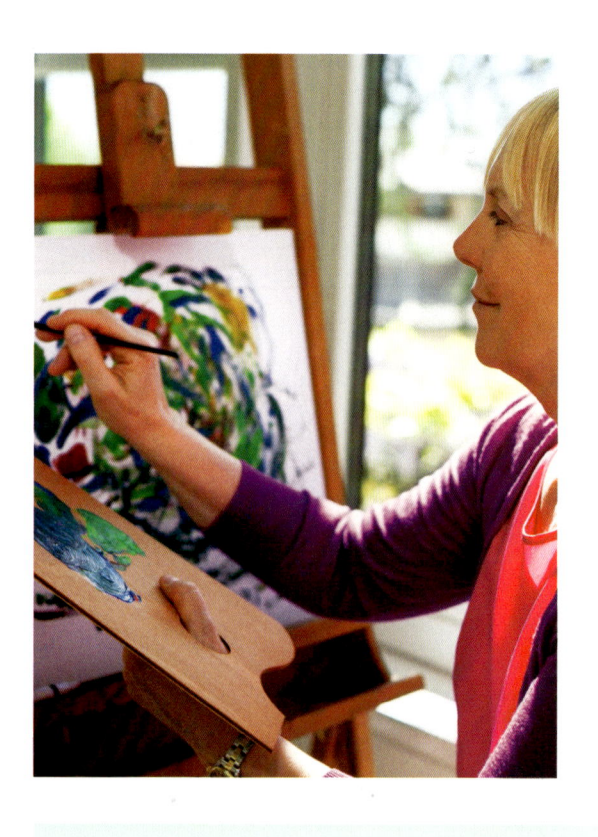

Arteterapia

O método se baseia no uso de diversas formas de expressão artística com finalidades terapêuticas para promover a saúde e a qualidade de vida. Hoje, a modalidade abrange as linguagens plástica, sonora, dramática, corporal e literária por meio de técnicas de pintura, música, modelagem, entre outras.

Além de complementar tratamentos médicos, a arteterapia tem ganhado espaço também nos âmbitos educacional e comunitário. Em João Pessoa (PB), o Centro de Práticas Integrativas e Complementares Equilíbrio do Ser usa a arte para tratar casos psiquiátricos como síndrome do pânico e Transtorno de Ansiedade Generalizada. Para tratar esses e outros pacientes com problemas mentais, os profissionais lançam mão de colagens, desenhos com lápis de cera, pinturas a guache, expressão corporal e construção de mandalas.

Terapia comunitária integrativa

Criada no Brasil pelo psiquiatra Adalberto de Paula Barreto na década de 1990, essa terapia praticada em grupo consiste em uma roda de partilha de experiências e sabedoria, na qual o acolhimento e o respeito são fundamentais.

A abordagem tem como finalidade promover a atenção primária em saúde mental dentro de uma comunidade. Ao oferecer um espaço para a expressão sem risco de julgamentos e exclusão, a Terapia Comunitária Integrativa favorece o resgate cultural e a autoestima de populações. Oferecido no SUS por meio de programas de Promoção e Prevenção em Saúde, o método já beneficiou diversos pacientes do Centro de Atenção Psicossocial Gutemberg Botelho, em João Pessoa (PB). Juntos, eles trabalharam estratégias de superação para questões como tristeza, solidão, ansiedade e revolta.

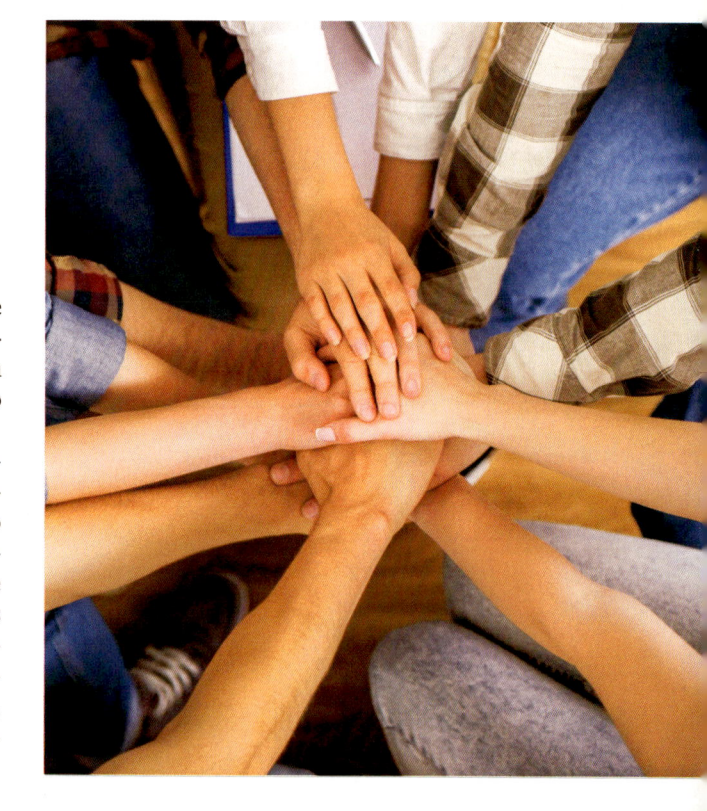

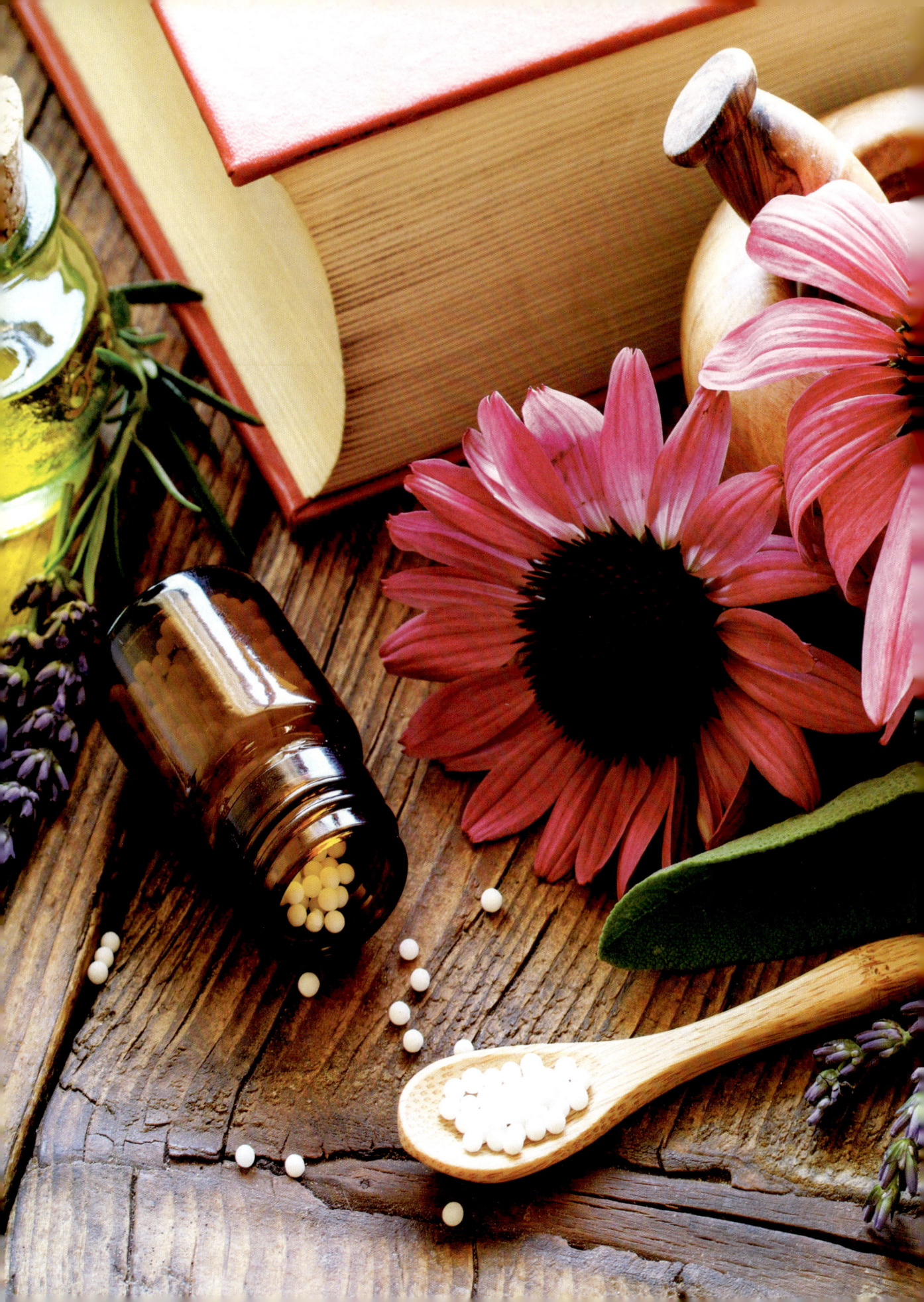

CAPÍTULO 6

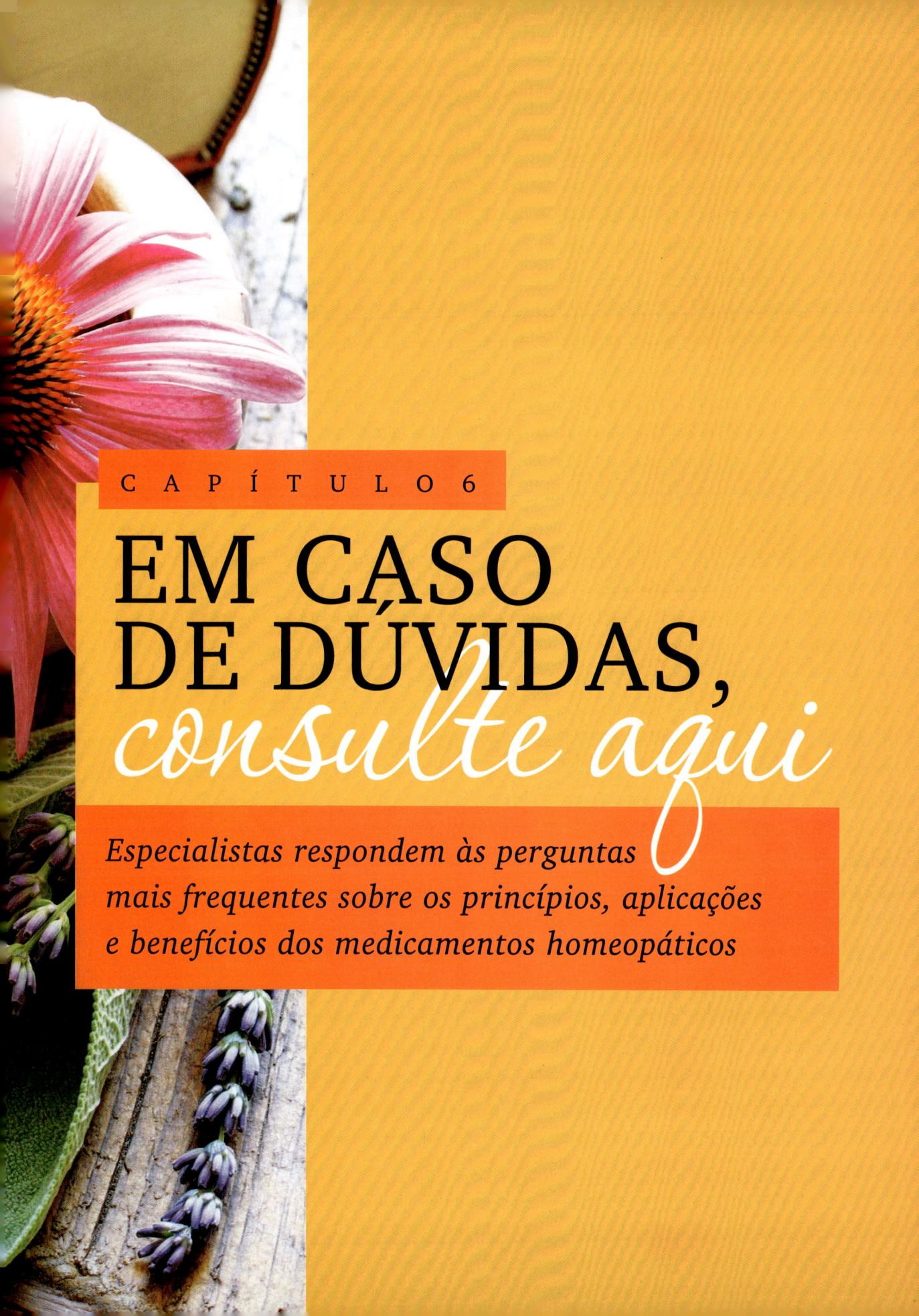

EM CASO DE DÚVIDAS, *consulte aqui*

Especialistas respondem às perguntas mais frequentes sobre os princípios, aplicações e benefícios dos medicamentos homeopáticos

CAPÍTULO 6
EM CASO DE DÚVIDAS, CONSULTE AQUI

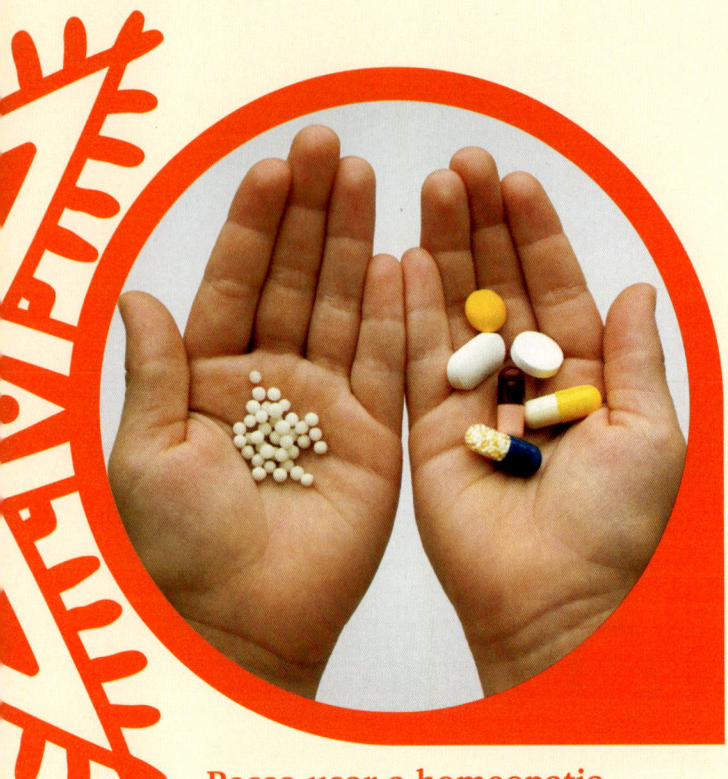

Posso usar a homeopatia como coadjuvante no tratamento alopático?

Em algumas situações, essa condição é fundamental, especialmente em pacientes com desequilíbrio orgânico grave. Exemplos disso são casos de câncer, hipotireoidismo, AIDS e diabetes. A homeopatia será útil para o equilíbrio do paciente e sua ação pode ser de tamanha ajuda que as doses dos remédios alopáticos serão reduzidas, porém atingirão o mesmo efeito.

É verdade que demora para fazer efeito?

O tempo de duração do tratamento das doenças crônicas é muito relativo. De acordo com o pediatra e homeopata Moisés Chencinski, cada paciente tem uma forma particular de reagir aos estímulos, que depende de vários fatores (idade, outras doenças associadas, problemas anteriores, tratamentos que já foram usados, etc). "Se uma pessoa tem dor de cabeça crônica há 15 anos e a tratarmos com homeopatia, necessitaremos, em média, de dois anos para que ela se reequilibre e não precise mais tomar medicamentos. Isso não quer dizer que o paciente ficará tomando medicamentos durante todo este tempo e nem que terá dores de cabeça por todo este período. Significa apenas que o indivíduo precisará passar por consultas, acompanhamento e, talvez, medicação durante os dois anos para não ter mais este incômodo", explica. Mas a homeopatia também proporciona alívio imediato, agindo com remédios que podem ser iguais ou diferentes do "medicamento de fundo", mas que são geralmente administrados de forma distinta (como no método plus, no qual as doses são repetidas várias vezes ao dia) para atingir o seu objetivo mais rapidamente. "O fato de dizermos que o tratamento pode ser longo não quer dizer que a pessoa terá sintomas durante esse tempo todo. Pelo contrário: ela pode melhorar bem rapidamente. Porém, poderá ser necessário manter este tratamento por um tempo prolongado para retomar seu equilíbrio, sem necessidade de usar qualquer medicamento continuadamente", completa Chencinski.

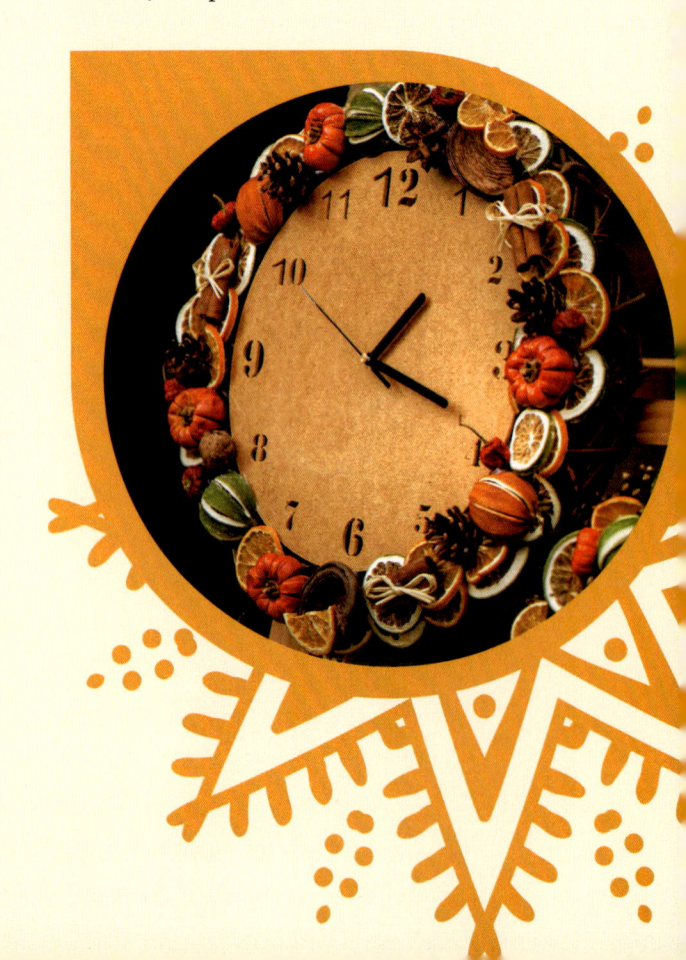

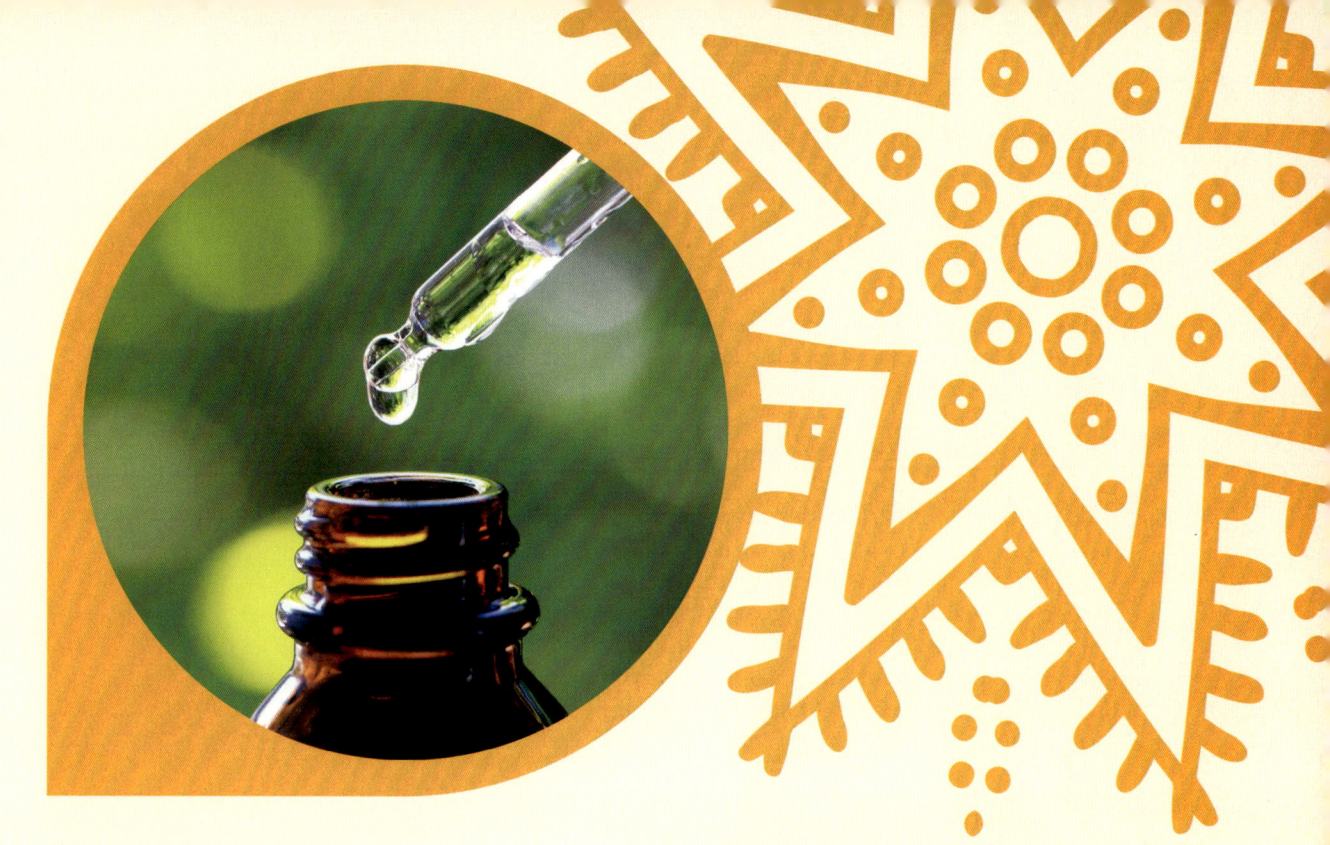

Por que os remédios são diluídos?
A homeopatia se baseia no princípio da Lei dos Semelhantes: o que causa um mal pode curar um mal similar. O que dá resultado é a dose e como ela é administrada. Por isso, a experiência demonstrou a necessidade de usar doses ínfimas de medicamento.

O que é o método *plus*?
Os remédios homeopáticos podem ser ministrados na forma líquida ou em glóbulos. Quando se aplica o método *plus*, a regra geral é que a própria pessoa faça a diluição em água e tome as doses, aos poucos e repetidamente.

Quais são os principais benefícios?
A homeopatia fortalece a relação médico-paciente como um dos elementos fundamentais da terapêutica; promove a humanização na atenção, estimula o autocuidado e a autonomia do paciente; atua em problemas crônicos não transmissíveis, doenças respiratórias, alérgicas e transtornos psicossomáticos, reduzindo a demanda por intervenções hospitalares e emergenciais. "Além disso, ela se utiliza de medicação natural e não provoca efeitos colaterais", ressalta Roberto Debski, médico especialista em medicina integrativa.

Se a homeopatia não tem efeitos colaterais e é inofensiva, por que se deve evitar a automedicação?
Os medicamentos homeopáticos foram criados para tratar pessoas como um todo, levando em consideração fatores mentais (emocionais, psicológicos), gerais (apetite, sede, ritmo intestinal) e locais (dores, inflamações, infecções). Para os homeopatas, a doença é o resultado de um desequilíbrio, e não o contrário. Por isso, se a pessoa compra por ponta própria um medicamento indicado para um determinado sintoma, mas não investiga nem trata as causas da

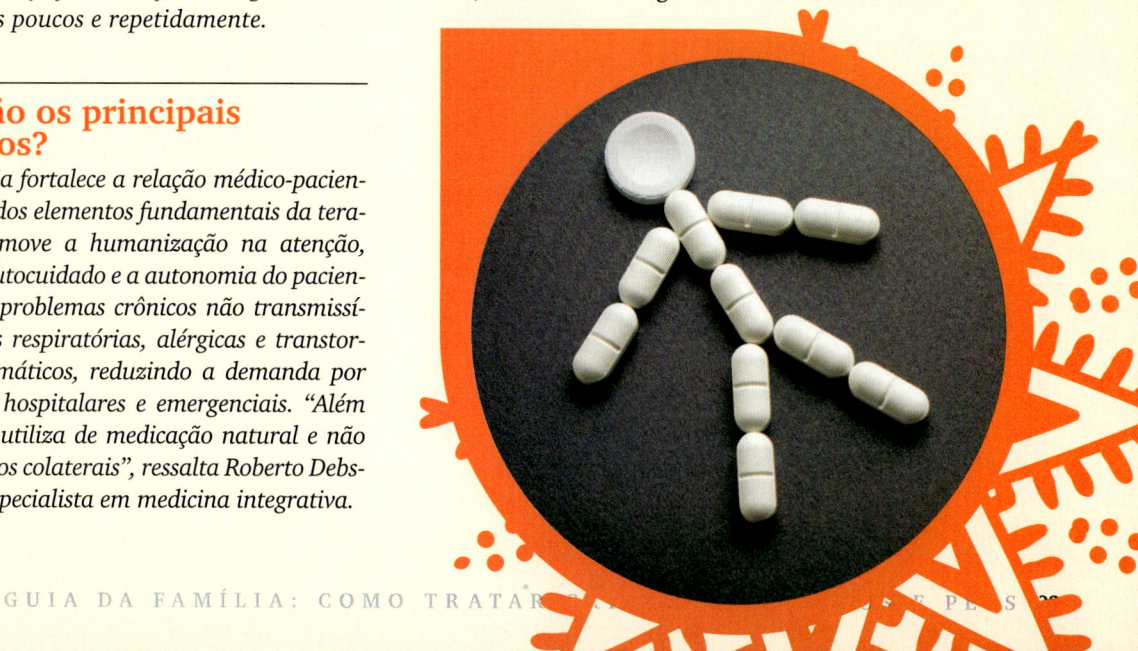

CAPÍTULO 6
EM CASO DE DÚVIDAS, CONSULTE AQUI

doença, os sintomas voltarão a aparecer. Daí a importância da consulta, que é mais demorada porque o terapeuta precisa conhecer a forma com que o seu paciente reage em relação a diversos campos de sua vida (alimentação, sono, humor, trabalho, etc). Só com esse perfil em mãos, ele poderá receitar um medicamento que atue de fato nas causas do problema de saúde, e na potência de diluição e sucção mais adequada, reconduzindo o organismo ao estado em que estava antes de se desarmonizar. Além disso, a posologia varia conforme a pessoa e os sintomas: "No caso de uma febre intensa, por exemplo, o medicamento deve ser tomado a cada 10 ou 15 minutos, sem interrupção. O esquecimento ou uma dose mais baixa do que a recomendada poderá gerar a evolução do quadro e, consequentemente, a piora do paciente", explica o médico homeopata Wilson Goshima, do Hospital Santa Cruz.

Muitos pacientes observam que o início do tratamento parece agravar os sintomas de uma doença. O que fazer neste caso?

Esse agravamento dos sintomas pode, de fato, ocorrer, já que os medicamentos homeopáticos visam a provocar no organismo uma "doença artificial" semelhante à doença natural, para estimular o organismo a corrigir o desequilíbrio. No entanto, se os sintomas se tornarem graves, isso pode ser um indicativo de que o remédio homeopático está tendo uma ação excessiva e, consequentemente, prejudicial ao organismo. Neste caso, o ideal é suspender a medicação e informar esse efeito ao médico, para que ele possa readequar a prescrição.

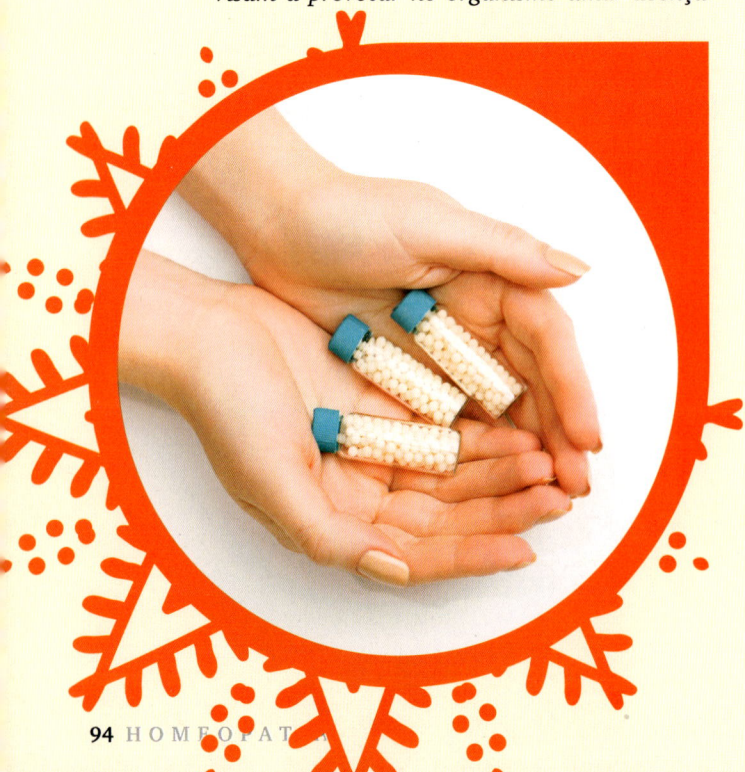

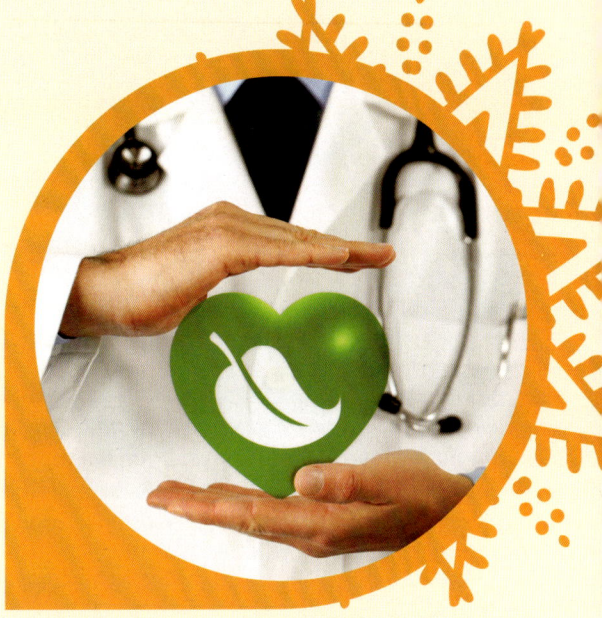

É preciso ser médico para tornar-se um homeopata?

Não. A justiça federal já decidiu que a homeopatia, embora seja uma especialidade médica, não é uma exclusividade médica. Essa decisão vale para todo o País. O "terapeuta homeopata" (ocupação reconhecida pelo Ministério do Trabalho) que não tiver formação em Medicina, entretanto, não pode praticar qualquer ato que caracterize um exercício da alopatia e também é proibido de administrar diluições homeopáticas que exijam receita médica por apresentarem elementos tóxicos e adoecedores (Lei 5991, artigo 13). As substâncias homeopáticas tóxicas são restritas a médicos. Já as substâncias homeopáticas não tóxicas são livres para qualquer pessoa adquiri-las em farmácias especializadas, sendo que o terapeuta sem formação em Medicina deve trabalhar exclusivamente com estas substâncias.

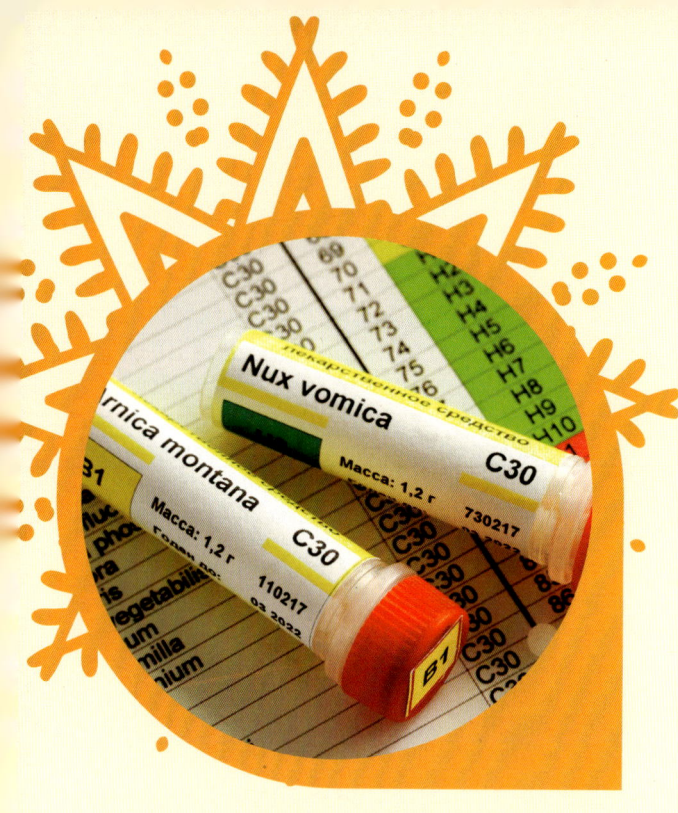

Como eu posso saber se a substância administrada é livre ou tóxica?

A lista de homeopatias livres liberadas no Brasil pela Agência Nacional de Vigilância Sanitária (Anvisa) está disponível no site portal.anvisa.gov.br/farmacopeia-homeopatica.

Homeopatia e alopatia juntas podem cortar o efeito uma da outra?

Desde que o profissional saiba para quê está usando cada medicamento e tenha formação em Medicina, não há qualquer problema na utilização conjunta. Na opinião do pediatra e homeopata Moisés Chencinski, há situações em que o medicamento alopático é fundamental. "Quando há um desequilíbrio orgânico muito grave, com perda de função ou de estrutura de partes do corpo ou de um órgão, pode ser necessário, para a manutenção da vida, o uso de medicamentos alopáticos. Quadros como câncer, AIDS, hipotireoidismo e diabetes são alguns exemplos nos quais a alopatia é indispensável. Nestes casos, a homeopatia pode ser muito útil no equilíbrio do paciente, agindo de forma que a dose dos medicamentos alopáticos necessária para o adequado tratamento do paciente possa ser mais reduzida do que a dose habitual, atingindo o mesmo efeito final", explica o especialista.

É verdade que não se pode vacinar quem faz uso de remédios homeopáticos?

De acordo com Chencinski, embora alguns homeopatas coloquem-se contra o uso de vacinas, este conceito não tem fundamentação em nenhum texto da homeopatia. Pelo contrário: em uma das poucas citações que Hahnemann faz ao assunto, ele elogia o criador da vacina antivariólica (doença que matava muita gente naquela época). Hoje, a varíola é a primeira doença considerada erradicada no mundo. "As vacinas, desde que usadas de forma criteriosa, são fundamentais para a prevenção de doenças graves e importantes, como a paralisia infantil, a meningite meningocócica e a hepatite B, para ficar em algumas. Além disso, elas são obrigatórias. A homeopatia tem formas de prevenir e tratar os efeitos colaterais das vacinas. Assim sendo, acho que vale a pena vacinar nossas crianças, nossos adolescentes e nossos pais e avós", opina o pediatra especializado em homeopatia.

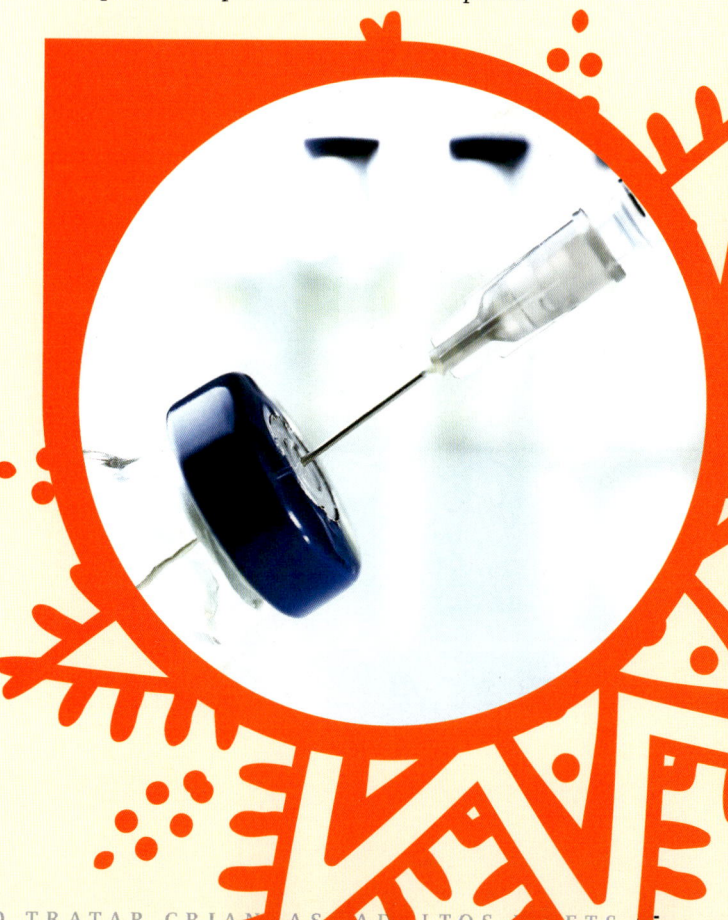

ÍNDICE REMISSIVO

A
Abelha 21, 40, 51
Acônito 43
Aconitum napellus 43
Acupuntura 11, 13, 58, 61, 65, 84
Aesculus hippocastanum 44
Agricultura 68 a 71
Aids 28, 92, 95
Alergias 21, 28, 35, 51, 57, 85, 87
Alimentação 10, 72 a 81
Allium cepa 44, 98
Alzheimer 85
Âmbar-pardo 26
Amidalite 35, 44
Animais 62 a 67
Ansiedade 37, 46 a 49, 74, 84, 86, 87, 89
Antimônio tartárico 21
Anvisa 28, 30, 40, 95
Apis mellifica 21, 51, 57
Arnica 17, 45, 57 a 60
Arsênico 16, 98
Arteterapia 89
Articulações 36, 60
Artrite/artrose 36, 45, 51
Asma 43, 46 a 48, 51
Atividade física 12, 74
AVC 12
Ayurveda 86

B
Bebês 54 a 57
Beladona 21, 51, 57
Biodança 87
Bórax 61
Bryonia alba 48, 60
Bronquite 45, 46, 48, 85
Bufo rana 49
Bursite 36, 60

C
Calêndula 34
Camomila 21
Câncer 28, 34, 49, 50, 67, 92
Cascavel 21
Castanheiro-da-índia 44
Cebola 44, 98
Cérebro 60, 85
Cicuta virosa 50
Circulação 44, 86
Cobra 40, 43
Cólera 38
Cólicas 34, 44, 49
Conjuntivite 51
Contraindicações 24
Convulsões 50, 51
Crianças 35, 54 a 57

D
Dedaleira 21
Deepak Chopra 13
Deficit de atenção 38
Dengue 21, 38
Dependência química 85
Depressão 12, 28, 39, 47, 49, 84
Diabetes 11, 12, 28, 92, 95
Diagnóstico 20, 21, 28, 40
Diarreia infantil 28
Diluições 16 a 28, 40
Dinamização 16 a 28, 40
Disfunções metabólicas 87
DNA 24, 25, 55
Doença cardiovascular 11, 12
Doença de pele 44, 45, 48, 50
Dor de cabeça 21, 46, 47
Dor de dente 21
Dor de garganta 35, 44
Dor nas costas 84
Dores articulares 43
Dor crônica 35, 36, 85, 88
Dores menstruais 85
Drosera rotundifolia 46
Dulcamara flexuosa 45

E
Eczema 44, 50
Edemas 51
Efeitos colaterais 24, 34, 54, 93
Endometriose 36
Enxaqueca 47, 85
Epilepsia 48, 67
Equilíbrio 13
Erva-de-são-joão 21, 47, 60
Estomatite 61
Estresse 11, 12, 60, 85 a 88

F
Fadiga 12, 43, 59, 60
Febre 21, 43, 51, 57
Fitoterapia 58, 59, 87
Fobias 28, 43
Fraturas 60
Fundamentos 18 a 31

G
Garganta 35, 44
Gases 44
Gelsêmio 21, 46, 57
Gota 47, 48
Gripe 21, 35, 44, 49, 51, 56

H
Hamamélis 21
Hematomas 21, 45, 59, 60
Hemorragias 21
Hemorroidas 44
Herpes 61
Hiperatividade 38, 55
Hipérico 21, 47, 60
Hipertensão 12, 13, 84
Hipócrates 10, 16, 18
História 16, 17
Hyoscyamus niger 47

I
Infarte 13
Infecções 21, 44, 45, 57, 87
Inflamações 44, 51, 86
Insônia 11, 39, 74, 86
Insumos ativos 20
Ioga 13
Ipeca 21
Irritabilidade 44, 46, 48

L
Lachesis trigonocephalus 43
Lei dos Semelhantes 16, 18, 22, 40, 62, 68, 93, 98
Lesões 21, 45, 58, 60
Libido 49
Lombalgia 84
Lúpulo selvagem 21
Lycopodium clavatum 48

M
Mal de Hashimoto 36
Malária 28
Medicina Integrativa 13
Meditação 11, 13, 88
Memória 11
Memória da água 23, 27
Meningite 28, 38, 50
Menopausa 43
Mercúrio 16, 61
Músculos 36, 45, 46, 59, 60, 88
Musicoterapia 85

N
Naturopatia 85
Neuralgia 46, 47
Nosódio 71
Nux vomica 49, 57

O
Obesidade 10, 11, 39, 74
Odontologia 37, 60, 61
Ópio 16, 21
Orvalho-do-sol 46
Ossos 36, 60, 88
Otite 54

P
Parkinson 51
Pé-de-lobo 48
Personalidades homeopáticas 21, 42 a 51, 66, 67
Phytolacca decandra 61
Placebo 25, 27, 35
Plantas medicinais 20, 40 a 51, 87
Pneumonia 45, 46, 48, 56
Posologia 94
Práticas Integrativas e Complementares 13, 84 a 89
Pressão arterial 13, 84
Prisão de ventre 21
Problemas endocrinológicos 36
Problemas gastrointestinais 11, 28, 46, 48, 49, 51
Problemas respiratórios 21, 28, 35, 45, 46, 48, 93

Q
Quimioterapia 34
Quiropraxia 88

R
Radioterapia 34
Receitas 75 a 81
Reflexologia 86
Reiki 13, 65
Resfriado 21, 35, 44, 49, 51, 54, 56
Respiração 13, 46
Reumatismo 45, 47, 48
Rhus toxicodendron 60
Rinite 35, 44, 48, 54, 57
Riscos 29
Ruta graveolens 60

S
Samuel Hahnemann 16 a 28, 40, 62
Sanguinaria canadensis 50
Síndrome do pânico 43, 89
Sistema imunológico 11, 25, 36, 54, 55, 86
Sistema nervoso 46 a 50, 88
Sono 11, 13, 47, 48, 50, 74
SUS 17, 39, 82 a 89
Symphytum officinale 60

T
Tendinite 36, 51
Terapia Integrativa 89
Tireoide 36, 92, 95
Tosse 21, 28, 44, 47, 48
TPM 34, 44
Transtornos mentais 39, 87, 89
Traumas 21, 60, 67, 87
Tuberculose 28, 46

V
Vacinas 95
Vantagens 24
Varizes 44
Venenos 28, 40 a 51, 94
Vertigens 48
Veterinária 62 a 67
Vômitos 21, 49, 50, 61

COLABORADORES

A

ACADEMIA BRASILEIRA DE HOMEOPATIA CONTEMPORÂNEA (ABRAHCON)
(61) 4141-2220
abrahcon.com

AGÊNCIA NACIONAL DE VIGILÂNCIA SANITÁRIA (ANVISA)
portal.anvisa.gov.br/farmacopeia-homeopatica

ANDRÉ SIQUEIRA MATHEUS
Gastroenterologista
(11)3052-0732
asmatheus.site.med.br

AMIT GOSWAMI
Físico e defensor do misticismo quântico
amitgoswami.com.br

ARENALES HOMEOPATIANIMAL
arenales.com.br

ASSOCIAÇÃO BRASILEIRA DOS CIRURGIÕES DENTISTAS HOMEOPATAS (ABCDH)
abcdh.com.br

ASSOCIAÇÃO MÉDICA BRASILEIRA (AMB)
amb.org.br

ASSOCIAÇÃO MÉDICA HOMEOPÁTICA BRASILEIRA (AMHB)
amhb.org.br

ASSOCIAÇÃO PAULISTA DE HOMEOPATIA (APH)
aph.org.br

C

CANTO DA TERRA
cantodaterra.org.br

CARLOS ALBERTO FIOROT
Médico e homeopata
(27) 3225-2332

CENTRO DE ESTUDOS AVANÇADOS EM HOMEOPATIA (CESAHO)
cesaho.com.br

CHRISTIAN BARBOSA
Gestor de tempo
christianbarbosa.com.br

CLÁUDIA FORTES
Consultora dos cursos de horta orgânica e plantas medicinais da Sociedade Nacional de Agricultura (SNA)
(21) 3977-9979
sna.agr.br

CONSELHO FEDERAL DE MEDICINA (CFM)
portal.cfm.org.br

CONSELHO FEDERAL DE MEDICINA VETERINÁRIA (CFMV)
portal.cfmv.gov.br

D

DEEPAK CHOPRA
Médico e professor de Ayurveda
deepakchopra.com
chopra.com

DEPARTAMENTO DE PRÁTICAS INTEGRATIVAS E COMPLEMENTARES NO MINISTÉRIO DA SAÚDE
(61) 3315-9034
pics@saude.gov.br

E

ELAINE LILLI FONG
Terapeuta psicocorporal
elainelilli.com.br

ELIETE FAGUNDES
Coordenadora do curso tradicional de formação em Ciência da Homeopatia do Instituto Tecnológico Hahnemann
homeopatias.com/instituto-tecnologico-hahnemann

F

FACULDADE DE MEDICINA VETERINÁRIA E ZOOTECNIA DA UNIVERSIDADE DE SÃO PAULO (FMVZ/USP)
fmvz.usp.br

FEDERAÇÃO BRASILEIRA DA SOCIEDADE DE GINECOLOGIA E OBSTETRÍCIA (FEBRASGO)
febrasgo.org.br

FEDERAÇÃO INTERNACIONAL DOS MOVIMENTOS DA AGRICULTURA ORGÂNICA (IFOAM)
ifoam.bio

FERNANDA MACHADO SOARES
Nutricionista
fernandamachadosoares.com.br

FRANCISCO DE FREITAS
Chefe de homeopatia do Hospital Gaffrée Guinle (RJ)
unirio.br/hugg

H

HÉLIO SAMPAIO FILHO
Cirurgião-dentista com especialização em homeopatia e acupuntura na odontologia
heliosampaiofilho.com.br
heliosampaiofilho@gmail.com

HOSPITAL SANTA CRUZ
hospitalsantacruz.com.br

I

INTITUTO DE TECNOLOGIA DA CALIFÓRNIA (CALTECH)
caltech.edu

INSTITUTO TECNOLÓGICO HAHNEMANN
homeopatias.com/instituto-tecnologico-hahnemann

INSTITUTO UNIÃO
institutouniao.com.br

ISABEL HORTA
Médica homeopata
clinicaveredas.com

J

JACOB JEHUDA FAINTUCH
Cardiologista
(11) 3287-7174

JOSÉ CARLOS PAREJA
Gastroenterologista e professor da Unicamp
(19) 3212-3330
obesidadesevera.com.br

K

KAYQUE RODRIGUES DE MELO SERAPIÃO
Vice-presidente da Canto da Terra
(11) 99974-2812
cantodaterra.org.br

L

LÍVIA VILHENA
Engenheira florestal, homeopata e sócia-fundadora da Homeopatia Rural
(14) 99668-7160
homeopatiarural.com

LUCAS FRANCO PACHECO
Médico homeopata
doutorlucashomeopatia.com.br

M

MARCUS ZULIAN TEIXEIRA
Médico especialista em homeopatia
homeozulian.med.br

MARIA DO CARMO ARENALES
Diretora e proprietária do laboratório de medicamentos homeopáticos veterinários Arenales Homeopatianimal
(18) 3909-9090
arenales.com.br

MARIA THEREZA DO AMARAL
Veterinária especializada em homeopatia
mthamaral.com.br
mariathereza.amaral@gmail.com

MARIANA DURO
Nutricionista funcional
(11) 3832-1062
marianaduro.com.br

MICHAEL BREUS
Psicólogo
thesleepdoctor.com

N

NATIONAL SLEEP FOUNDATION
sleepfoundation.org

NÚCLEO DE CUIDADOS INTEGRATIVOS DO HOSPITAL SÍRIO-LIBANÊS
(11) 3394-5007
hospitalsiriolibanes.org.br

O

ORGANIZAÇÃO MUNDIAL DA SAÚDE (OMS)
who.int

P

PLÍNIO CUTAIT
Coordenador do Núcleo de Cuidados Integrativos do Hospital Sírio-Libanês
pliniocutait.com.br

R

ROBERTO DEBSKI
Médico especialista em medicina integrativa
serintegral.com.br

RUDMAR MOSCARELLI
Diretor-presidente da Academia Brasileira de Homeopatia Contemporânea (Abrahcon)
abrahcon.com

S

SANDRA REIS DUARTE
Pneumologista
(82) 3311-6666

SOCIEDADE ODONTOLÓGICA BRASILEIRA DE ACUPUNTURA (SOBA)
soba.org.br

SOCIEDADE BRASILEIRA DE ALIMENTAÇÃO E NUTRIÇÃO (SBAN)
(11) 3297-0799
sban.org.br

SOCIEDADE NACIONAL DE AGRICULTURA (SNA)
sna.agr.br

T

THAIS PARIZATTO
Médica veterinária e pós-graduanda em Homeopatia Veterinária
thaisparizatto@gmail.com

U

UNICAMP
unicamp.br

UNIFESP
unifesp.br

UNIVERSIDADE DE CHICAGO
uchicago.edu

USP
www5.usp.br

W

WILSON TSUGUO GOSHIMA
Médico homeopata
hospitalsantacruz.com.br

Y

YECHIEL MOISÉS CHENCINSKI
Médico pediatra e homeopata
doutormoises.com.br

5 CURIOSIDADES
SOBRE HOMEOPATIA

1

Quem gosta de cozinhar sabe bem o quanto manipular cebolas pode ser incômodo. Para amenizar o ardor que elas causam aos olhos e ainda combater alergias, vários chefs franceses tomam regularmente o composto homeopático Allium cepa, que é feito de uma substância extraída da própria cebola, como manda a Lei da Similitude.

2

Nascido um ano antes de Samuel Hahnemann publicar sua obra fundamental, o naturalista britânico Charles Darwin (1809-1882) foi um dos primeiros adeptos ferrenhos da homeopatia. Durante 40 anos, o pai da Teoria da Evolução das Espécies sofreu com azias e vertigens. Para tratá-las, recorreu a todas as formas de medicina conhecidas à época, mas só encontrou alívio mesmo quando recorreu a doses homeopáticas de Arsenicum album.

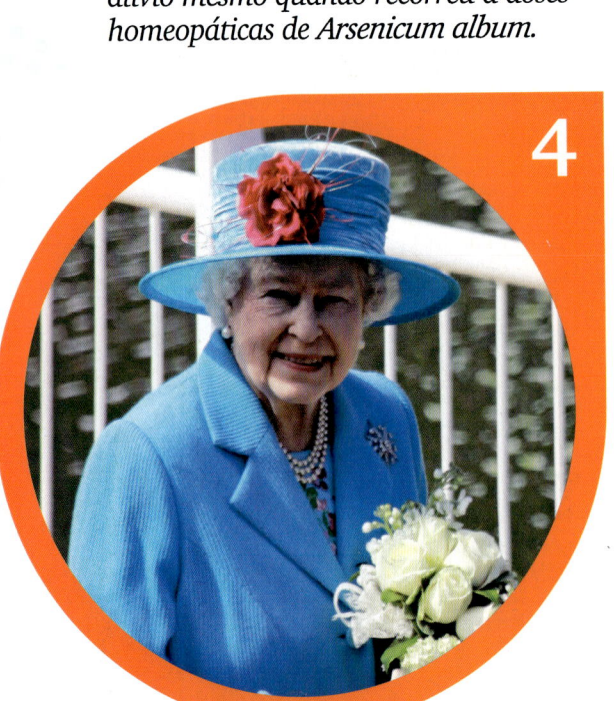

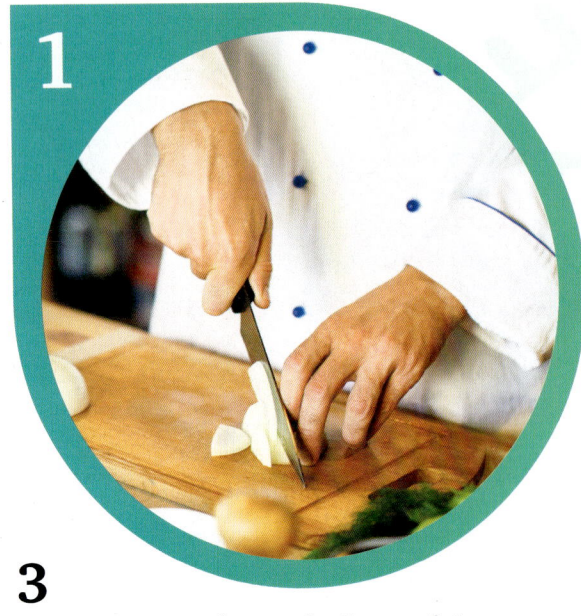

3

Um dos responsáveis pelo desenvolvimento do bebop no jazz moderno, o trompetista Dizzy Gillespie (1917-1993) era um entusiasta dos princípios de Hahnemann. Certa vez, o músico americano declarou: "Tive duas grandes revelações na minha vida: o Jazz e a Homeopatia".

4

Durante seis gerações, a família real inglesa foi tratada com medicamentos homeopáticos, desde o rei William IV até o príncipe Charles, passando pela rainha Elizabeth II e sua mãe, que morreu aos 101 anos atribuindo sua longevidade à homeopatia.

5

De acordo com a Lei da Suscetibilidade Homeopática, um estado mental negativo pode atrair "miasmas", que invadiriam o organismo e produziriam as doenças. Hahnemann, porém, rejeitou essa ideia, considerando que os sintomas fazem parte de um "todo vital" só suscetível ao paciente.